汉竹编著·亲亲乐读系列

孕前准备方案

王琪　主编

江苏凤凰科学技术出版社
全国百佳图书出版单位

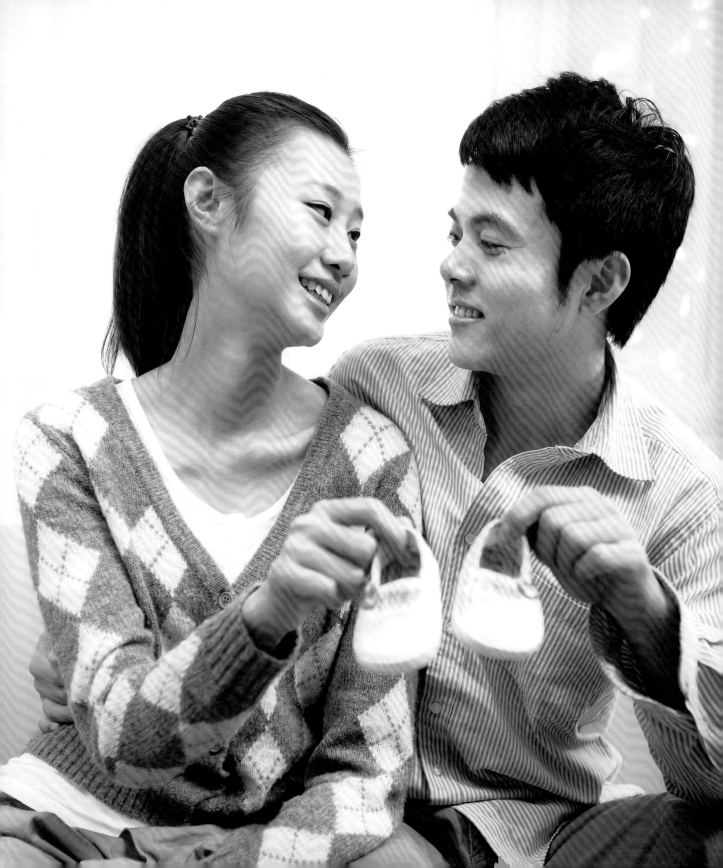

导读

孕前准备包括很多内容，孕前准备做得越充分，备孕夫妻的身体和心理的接受能力和承受能力就越强。要孩子不是一个简单的决定，养孩子更需要父母的爱心和责任感。

为怀孕做好身体准备，能够帮助备孕夫妻给未来宝宝一个人生的良好开端。如果可以的话，备孕夫妻最好提前半年左右做好身体准备，以便在饮食和生活方式上做出改变，把自己的身体调理到最佳状态。如果患有某种疾病，应该在怀孕前至少 3~6 个月找医生咨询你的健康问题，并根据需要调整治疗方式。即使没有健康问题，备孕夫妻也最好做一个全面的孕前健康检查。另外，还需要改善饮食，注意体重，适当运动，戒烟戒酒等，来全面提升身体素质，让身体达到一个良好的备孕状态。

为了要一个健康聪明的宝宝，很多备孕夫妻恨不得完全按照书上说的来做，偏差一点都担心得像犯了大错。其实，备孕的宗旨是生活健康、心情放松，并不需要精确到每种营养素都严格按照标准来摄取，更不需要每个生活细节都恪守戒律。备孕夫妻应以一种平和自然的心境迎接怀孕的到来，以愉快、积极的心态对待孕期将发生的变化，相信自己能够孕育出一个健康聪明的小生命。

目录

第三章 营养准备

第一章

心理准备

　　宝宝的成长离不开父母的关爱、呵护和教育，因此备孕夫妻在决定要宝宝之前，一定要理性地考虑你们的将来，想好你们能够给予孩子的关爱和将要面对的事情，毕竟这是一个改变你们当前生活的决定。不要紧张，也别有疑虑，以积极的心态去面对人生重要而幸福的一课吧。

好心情，好宝宝

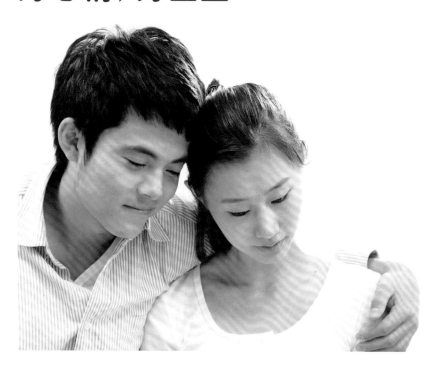

孕前心理准备与身体准备同样重要

孕前身体准备和心理准备包括很多内容，孕前准备做得越充分，备孕夫妻的身体和心理越能承受未来孕期以及育儿生活过程中可能出现的种种意想不到的挫折和困难，因为要孩子不是一个简单的决定，养孩子更需要父母的爱心和责任感。

为怀孕做好身体准备，能够帮助未来宝宝拥有人生中的良好开端。如果可以的话，备孕夫妻最好提前半年左右做好身体准备，以便在饮食和生活方式上有所改变，把自己的身体调理到最佳状态。如果备孕夫妻患有某种疾病，应该在怀孕前 3~6 个月找医生咨询健康问题，并根据需要调整治疗方案。即使没有健康问题，备孕夫妻也最好做一个全面的孕前健康检查。另外，备孕夫妻还需要改善饮食，注意体重，适当运动，戒烟戒酒等，提升身体素质，让身体达到一个良好的备孕状态。

孩子可以增进夫妻感情

孩子是爱情的结晶，宝宝的到来会给夫妻"平静"的生活带来很多活力，也让许多新手父母感受到初为人父人母的喜悦。然而，随之而来的还有很多之前没有料想到的家庭琐事，这往往会引发夫妻之间的争执。但这并不代表夫妻之间不相爱了，只要彼此多沟通，多理解，这些事反而会成为增进夫妻感情的润滑剂。丈夫懂得多体谅妻子与陪伴孩子，孩子将会是夫妻感情日益深厚的桥梁。

精心备孕也要放松心情

为了要一个健康聪明的宝宝，很多备孕夫妻恨不能完全按照书上说的来做，有一点偏差都担心得像犯了大错。其实，备孕的宗旨是生活健康、心情放松，并不需要精确到每个营养素都严格按照标准来摄取，更不需要每个生活细节都恪守戒律。备孕夫妻应以一种平和自然的心境迎接怀孕的到来，以愉快、积极的心态对待孕期将发生的变化，坚信自己能够孕育出一个健康优质的小生命。

你完全可以做一个好父亲

不少男性会有些担心，现有的收入是否能够给自己的孩子优越的生活。

担心有时自己还不够成熟，能否承担做父亲的责任；甚至可能还担心，有了孩子后会被家庭琐事牵绊，影响事业发展。

好父亲，首先是个好男人。好男人对家庭要博大宽容，细心呵护。

在物质生活方面，你可能不是那么富有，但不要放弃对美好生活的追求并为之努力。

有了孩子，事业发展有了更强的动力；孩子还会让你忘却职场的疲惫。

用心、细致和爱，会让你和妻子成为越来越好的父母，要帮助孩子树立正确的世界观、人生观、价值观。

教育孩子的确是一件非常有挑战性的事情，教育孩子的过程也是父母成长的过程。

优越的物质生活是基础，但孩子更需要一个幸福稳定的家庭，一对温和慈爱的父母，才是孩子健康成长最关键的因素。

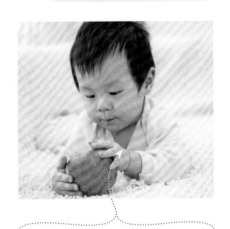

生孩子并不是妻子自己的事情，从孕前准备开始，就要让丈夫也参与进来。

让丈夫参与到生育过程中

准爸爸以其自身的刚毅、坚强，能给予孕妈妈以情感支持，稳定她的情绪，陪她顺利度过难忘的孕育时光。同时，这也有助于培养准爸爸与宝宝之间的感情。

在遇到需要做决策的情况时，丈夫冷静的思维有助于做出正确的判断，减少孕妈妈因为担心而带来的慌乱无助。所以，生一个健康宝贝的计划，丈夫一定要参与进来。从孕前准备开始，就要让丈夫参与进来。

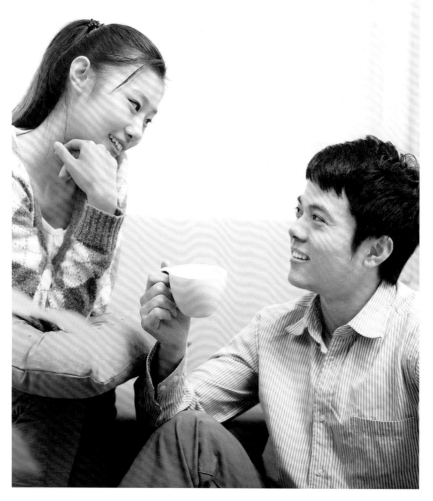

3.运动：定期运动是释放压力很好的方法，会增强舒适感。即使是散步都会对身体有所帮助。

4.按摩：深层按摩能释放长期积累的压力，让人放松并产生满足感。按摩过程中加入玫瑰、薰衣草、柑橘等精油，能让按摩效果加倍。化解紧张情绪的方法很多，找到适合你们的，让你们在短时间内恢复到理想状态。

释放压力的技巧

也许来自工作和生活的压力已经让备孕夫妻有些疲惫，但是在怀孕之前，一定要调整好心态，以最佳状态备孕。

拿出纸和笔，写下让自己担心的事情，再写出理想的解决方案和不理想的结果，你就会发现很多事情没有想象的那么严重。

精神紧张影响受孕

情绪紧张会导致肾上腺皮质激素分泌过多，打乱人体激素平衡；性欲减退，性冲动减少；使男性精液容量降低，畸形精子数量增加；还会打乱女性生理周期等。

你们不妨这样做：

1.暗示：对健康、生殖、怀孕充满积极的联想，这会带给你们力量。鼓励自己将不好的情绪赶走。

2.深呼吸：平缓、深度呼吸，你就会慢慢平静，情绪得以平复。

夫妻一起去打球，去听音乐会，或者晚饭后在河边散散步，一起聊聊关于宝宝的话题，都是不错的放松办法。

安排一次稍长的休假，换一种心情去面对现实。坚持锻炼身体，运动是改善情绪很有效的办法。每天晚上回忆一件让自己开心的事情，最好把它写出来。

快乐就在身边

备孕夫妻保持健康、快乐的状态不仅是孕育健康宝宝的前提，而且可以让宝宝拥有开朗活泼的性格，健康的身体是快乐的基本条件。有研究表明，运动可以改善忧郁。不一定要花钱到健身房运动，在林荫小路上散散步，你也会感到神清气爽。经常散步，精神会越来越好。经常读书，培养几个业余爱好，多参加社会活动，向家人表达爱意等，都会让生活越来越有滋味。多设想一些这样的情景：一家人漫步在小河边，孩子活泼可爱，大人健康快乐，幸福感就会油然而生。

孕前忧郁早调整

一想到有孩子的生活可能会很累，很多女性就会感到忧虑而担心，心情复杂多变，情绪也很不稳定。若想生一个健康、乐观的宝宝，备孕女性必须克服孕前忧郁。

孕前忧郁有效的医治方法，是家人的关怀与照顾，尤其是丈夫的关心和呵护。

备孕女性还要保证充足的睡眠，当精神饱满时，忧虑情绪自然减少。

做做简单的放松运动；戒掉烟酒，并少吃刺激性食物，保证均衡饮食。

如何增进夫妻感情

和谐的夫妻关系，是生个健康宝宝必不可少的条件。夫妻之间需要多沟通，调整彼此的心态。一方心态不好时，伴侣需要好好劝导和安慰，帮助对方摆脱困境，丈夫在这一时期更要包容和忍让。下面这些方法是增进夫妻感情的好办法。

- 夫妻彼此要以诚相待。
- 夫妻彼此要尽可能明确地向对方表达爱意。
- 夫妻之间凡事要互相忍耐。
- 如果意见不同想要大声说话时，互相先离开一会儿。

- 如果一方不快乐，另一方要想方设法帮助对方忘掉不快乐的事。
- 每晚临睡前，夫妻俩要相互聊聊当天发生的事，并一起计划明天的事。相信，在你们和谐开心的某一天，宝宝就会不期而至。

消除对事业的担心

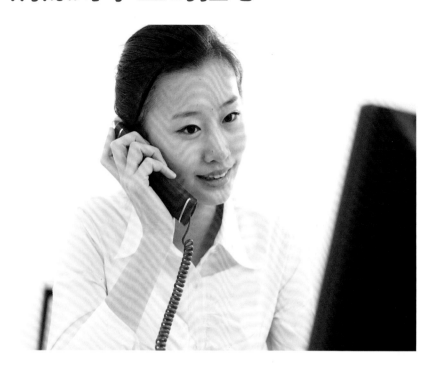

生宝宝与升职并不冲突

有些职场女性准备要一个宝宝的时候，总是面临两难：要宝宝还是要工作。其实这两者之间并不存在必然矛盾。因为即使在怀孕期间，你也可以继续工作，只要注意将工作强度调整到恰当的程度，注意工作时间不要太长就好。如果是需要经常出差的工作就要三思而行了，因为孕中期之后你隆起的腹部会给你带来不便和麻烦。

如果备孕女性的年龄不大，可以考虑等过了职位晋升的关键时期再要宝宝，毕竟妈妈收入的提高对宝宝今后的生活有帮助。但如果已经过了最佳生育年龄，就要慎重考虑了。女性的最佳生育年龄为 24~30 岁，女性太过晚育，不仅会增加怀孕难度，还有可能增加患妇科疾病的风险，而且易对胎宝宝产生不利影响。

上班族孕妈妈很平常

很多备孕女性都担心，怀孕以后上班会有很多不便的环境因素。其实，只要你学会沟通，学会求助，周围的人还是很愿意帮助和照顾孕妇的。如果有同事感冒了，注意避免近距离讲话；如果需要搬重物，可以求助于同事，相信大家都会主动帮忙的。

好妈妈也可以是好员工

孕育过孩子的女性遇事更冷静，更有耐心，考虑问题更周全、更全面，与人沟通方面也更有亲和力，这些都是在孕育过程中磨炼出来的性格和思维方式，这些改变将有助于女性的事业发展。

一般来说，产妇在休产假的时候，就要安排好宝宝由谁照料，并逐渐培养宝宝的适应能力。在工作时间尽量不要过多地谈论孩子，以免让人误以为你无法专心工作。不要以孩子为借口邋里邋遢，以清爽干净的面貌出现在同事面前，努力使自己的仪表仪容与未生育前相差无几。像以前一样认真努力地尽心工作，没有特

上班族孕妈妈要注意，力所能及的事情还要自己做，相信同事们也会体谅你，会提供更多的帮助与关心。

殊的事情不要轻易请假。充分利用工作时间，提高工作效率，减少因拖拉造成的加班，以便有更多时间陪宝宝。相信自己，一定会是一个在宝宝和工作之间从容应对的妈妈。

需要调整工作节奏的职业

有些人的生活习惯来自于外界因素，比如工作性质。当你准备要一个孩子的时候，工作性质导致的作息时间失调，是你必须要认真对待并合理解决的问题。

目前，有些工作者如空乘、记者等从事不规律工作的人存在着工作与生育的不协调性等问题。有调查数据显示，这些人生育能力也低于有规律生活者。工作需要经常早出晚归，休息、饮食没有规律，工作高度紧张，长时间没有性生活等。这种工作、生活习惯会导致男性精子的数量和存活率下降。由于精子代谢速度减慢，还会导致精子活力、质量大大降低，导致难以成功受孕。

法律对孕产妈妈的保护

在法律上有一些保护孕期妇女合法权益的规定，可以事先学习和了解一下。

任何单位不得以结婚、怀孕、产假、哺乳等为由，辞退女职工或者单方解除劳动合同。

不得在女职工怀孕期、产期、哺乳期降低其基本工资，或者解除劳动合同。

不得安排女职工在怀孕期间从事国家规定的第三级体力劳动强度的劳动。

特殊岗位早做调整

长时间从事电磁辐射相关工作，会给身体带来一些不良影响。为保护母婴的身心健康，在孕期前 3 个月，备孕女性应该不接触或少接触电磁辐射相关作业。

- 如果长期受到超强度的电磁辐射，女性易出现月经不调，还可能出现皮肤衰老加快。
- 孕妈妈流产率升高，胚胎发育不良、畸胎发生率升高；男性则会引起精子活性降低，数量减少。

- 电磁辐射还可能会导致头痛、失眠、心律失常等神经衰弱症状。
- 长时间在计算机前工作的女性，最好选用辐射强度稍小的液晶显示屏，还可在显示屏前加一层防护屏，并穿防辐射的衣服。

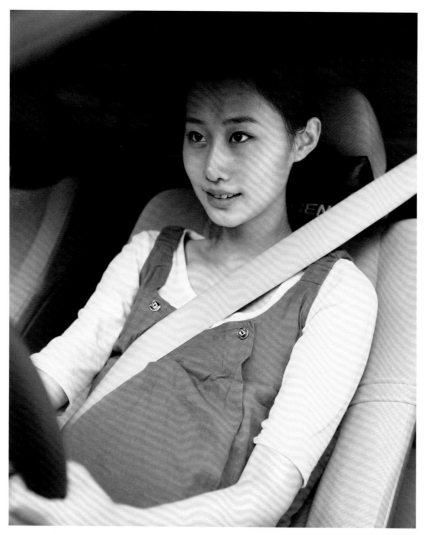

腰背的压力。

搭出租车上班的孕妈妈，尽量坐后排座，后排空间较大、较方便。在后排也要系上安全带。

提前规划，安度孕产期

为了避免怀孕后手忙脚乱，职场女性在孕前提前做规划，可以达到事半功倍的效果。工作早做安排，将可能在你生孩子期间做的工作逐渐交接，只做力所能及的事情。不要等到临请假了才突然提出，影响整个工作的进度和流程。

经济上要预先规划。产检、生孩子、买衣服、补营养等都需要费用，养育孩子更是需要提前准备。考虑到家庭安全问题、生活空间等环境问题，可能会面临的换屋、购（换）车等计划，怀孕前办妥比较好。将来宝宝的看护问题，也应该提早考虑。根据实

上班路途早安排

上班族女性怀孕前，要考虑到怀孕后上班途中的安全问题。若路途过于遥远，如有可能尽量搬到离单位近些的地方。

搭乘地铁或者公交的孕妈妈，应选择车头或车尾空气稍好些的位置。走路时要眼观四方，防止不小心被撞到。有路障的地段，先摸清路况，妥善避让。

自己开车上班的孕妈妈，要牢记系好安全带。孕妈妈系安全带的正确方法是：横带一段箍在腹下和大腿骨之上，将带子紧贴盆骨，并可在身后加坐垫以减轻

夫妻单独相处的时间也不可忽略。宝宝出生之后，夫妻单独相处的时间与生活质量难免被压缩，因此事先规划产后夫妻相处模式很重要。

际情况，找保姆或者由老人照料，或者是妻子辞去工作做全职妈妈都可以，关键是提早做充足的准备。

是否当全职妈妈看个人选择

随着教育越来越倡导示范作用，且孩子 0~3 岁是大脑发育和性格、习惯养成的最佳时期，所以，很多女性选择做一个全职妈妈。但这对于妈妈们今后重新就业是个很大的挑战，如果有条件的话，年轻的母亲可以在孩子出生到 1 岁半时在家全职照顾孩子，而且一年多的时间，女性个人的知识和能力也不至于滞后和下降太多。

不论是被动还是主动选择做全职太太，都应从个体价值和社会价值等多个方面进行权衡考量，还应考虑长期赋闲家中可能带来的经济上、心理上的压力。

男性陪产假各地不一样

陪产假，即依法登记结婚的夫妻，女方在享受产假期间，男方享有一定时间看护、照料对方的权利。《劳动法》等相关法律法规并未对陪产假做出明确的规定，具体要看各省、自治区、直辖市的实际规定。

多数省份的《人口与计划生育管理条例》中规定男方陪产假一般是 7 天，晚婚晚育可延长至 10 天。

陪产假期间的工资制度各单位也都不尽相同。

还有部分地区可将男性的陪产假转到女方的产假中去，由女性代替男性休假。

男人的事业发展要全盘考虑

有些男性认为怀孕是妻子的事情，自己做好工作，为家庭增加经济收入即可。其实，女性备孕和怀孕期间，非常需要丈夫的关心和照顾。

• 如果经常需要出差，从备孕这段时间开始，丈夫最好能调整一下，因为疲于奔波不利于要个健康宝宝。

• 妻子怀孕后，就更需要丈夫的关心。因此，丈夫应该学会主动关心体贴妻子，多一些细心，主动为妻子做一些事，为妻子提供最大的便利和帮助。比如，帮妻子系鞋带、拉背后的拉链、做家务等。

• 暂时不要像以前那样经常加班，因为孕育一个健康可爱的宝宝才是这段时间的首要任务，是需要双方共同努力的大事。处理好这些，才能为今后安心拼搏事业打下坚实的基础。

第二章

身体准备

以良好的身体状态迎接宝宝，是做父母的职责。细节决定结果，远离烟酒，换下牛仔裤，保持理想体重……所有的细节都是为了迎接那个美丽的天使。

备育男性应该做的准备

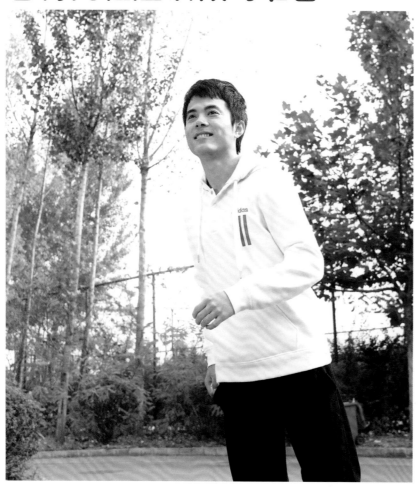

数量就开始下降。休息 2 天之后，精子的数量就会恢复正常。

有此可见，男性提前 90 天做好准备，并有节制地进行性生活是有科学根据的。

适度锻炼

众所周知，健身能够强身健体。对于男性来讲，适度锻炼更是能为孕育助力。运动能帮助男性减低来自生活和工作的压力，因为当运动达到一定量时，身体就会产生一种叫内啡肽的物质，这种物质会让人心情平和。一些缓和的、运动量适中的运动，如跳绳、跳操、游泳、散步、打乒乓球等，都是不错的选择。适量的健身运动可调节人体自主神经的功能，使男性体内雄性激素、睾酮含量增多，性欲大大增强，精子活力增强，数量增多。所以，合理的体育运动可大大地改善性生活的质量和乐趣，减少阳痿的发生。

但要注意的是，任何运动都要循序渐进，不要突然大幅度增加运动强度和时间，防止出现运动过量或运动损伤，反而不利于备育。

提前 3 个月做备育计划

睾丸是制造精子的"工厂"，如果一切正常，每天将有 1 亿个精子被"生产制造"出来。而 1 个精子从睾丸里产生、发育成蝌蚪状需要 74~76 天。从睾丸排出的精子虽已成形，但并未完全成熟，它们必须在通过附睾的过程中发育成熟，这还需要 14~16 天，之后它们才具有了运动和繁殖的能力。

在附睾里的精子数量总体维持着动态平衡的状态，每天有不断成熟的精子，也有逐渐衰老的精子。如果连续 6 天都排出精子，那么从第 7 天开始，成熟精子的

提高男性性功能的运动

良好的运动习惯是提高男性性功能的重要途径。

提高男性性功能的运动主要以锻炼腰腹部、提升臂力为主，全身锻炼为辅。

主要有跑步、打球、滑冰、游泳、俯卧撑及仰卧起坐等。

建议经常做仰卧起坐、俯卧撑、提肛这三项运动。

能增强男性下体周围肌肉张力、收缩功能，并促进局部血液循环扩张、充血。

经常锻炼可以提高耐力和爆发力，从而起到提升性生活质量的作用。

而提肛运动随时随地都可做，它的感觉就像小便时突然停顿似的。

仰卧起坐和俯卧撑，每项每天至少做20次。

完成一个俯卧撑，需要手臂、胸部、腹部、臀部和腿部的肌肉群相互配合。

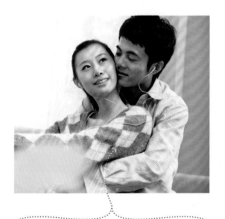

频率合理、愉悦的夫妻生活，其实就是阴茎锻炼的好方式。

锻炼阴茎的简易办法

相对于锻炼身体，直接锻炼阴茎也可以有不错的效果。

" 洗澡。在洗澡的时候，将喷头对准阴茎前端和根部周围，数十次较强的水压对穴位进行集中热水流按摩，可直接活跃支持勃起的韧带和神经。也可以利用水温的不同对阴茎进行刺激按摩，这样效果会更好一些，但不适合体弱者。"

" 用手指按压阴茎。不管阴茎是疲软还是勃起状态，反复持久地用手指抓捏阴茎（做握紧和放松动作），可增强阴茎神经和血管等的活力，有效提高性能力。"

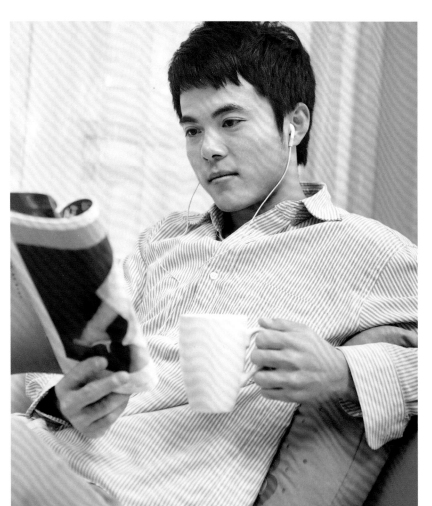

影响生育。长期熬夜加班，作息不规律，也会导致夫妻生活不和谐。为了孕育健康宝宝，平时工作强度过大的男性，在备育期就要及时做出调整。

调离影响生育的岗位

有些工作可能或多或少地会与有害物质相接触。有些有害物质在体内的残留期可长达 1 年以上，所以在要孩子前，男性一定要提早调离影响生育的工作岗位。即使离开此类岗位，也不宜马上受孕，否则也易致畸胎，故应采取适当的避护措施。影响男性生育的工作主要有：接触工业生产放射性物质，从事电离辐射研究以及医疗部门的放射线工作，经常接触铅、镉、汞等重金属的工作，高温作业、振动作业和噪声过大的工作，密切接触化学农药的工作等。

这些因素能降低男性精子的数量和质量，从而影响怀孕。备

停止高强度的工作

许多工作本身并不会导致不孕不育，但是因为强度高、节奏快、压力大，导致许多男性身体健康水平急剧下降，健康亮起红灯，进而影响生育。工作过度劳累，经常疲劳，睡眠不足，总是感到焦虑、紧张，易导致肠胃疾病；经常应酬，营养不均衡等易导致肥胖症、糖尿病、高血压、心血管疾病；过度饮酒、吸烟等容易引起前列腺充血，诱发慢性前列腺炎及泌尿系统感染，从而

一般的工作环境并不会对备育产生影响，但如果工作中经常要接触有毒有害物质，还是要尽量避免。

育男性一定要注意这些问题，尽量调离这样的工作岗位，实在不行就要将工作时间缩到最短，并想办法做好防护工作。

理想体重有利于生育

新的研究显示，肥胖男性与腰围正常的男性相比，劣质精子更多。男人腰围越大，生殖能力越差。如果肥胖男子与肥胖女子结合，两人的肥胖就会叠加起来形成放大效应。肥胖影响男性精子数量和质量的原因，可能是脂肪组织会影响到性激素代谢；也有说法是因为肥胖男性的体温比正常人高，阴囊部位的温度高，从而直接影响到睾丸的生精能力。相反，如果体重过轻，也影响生育。

BMI 在 20~25 的男人拥有较高水平的正常精子。

BMI= 体重（kg）/ 身高^2（m）

孕前 3 个月调整性生活频率

夫妻性生活频率过高，会降低受孕的概率。因为性生活频率过高，会导致精液量减少和精子密度降低，使精子活动率和生存率显著下降，受孕的机会自然就会降低。

虽然睾丸每天都可以产生数亿的精子，但 1 次射精后要等将近 1 周时间精子才能达到足够的数量。

过频的夫妻生活还会导致女性免疫性不孕。

孕前 3 个月开始，每周 1~2 次性生活为宜。孕前 1 个月，可以在女性排卵期前后适当增加。

改变趴着睡的习惯

很多人喜欢趴着睡，习惯了并没有觉得有什么不好。其实有的性功能障碍就是由不良睡觉姿势引起的，其中趴着睡（俯卧）对男性性功能影响很大。

• 因为趴着睡会使男性阴囊温度升高，并且这些热量不容易及时散发出去，对精子生成有不良影响，甚至会影响精子生育。

• 趴着睡还会使心脏受到压迫，影响男性身体的血液循环，包括生殖器官的血液循环。而长期血液供给不足，有可能导致男性勃起功能障碍。

• 改变一个长期养成的习惯不是件易事，但是为了宝宝，为了自身的健康，一切努力都是值得的。

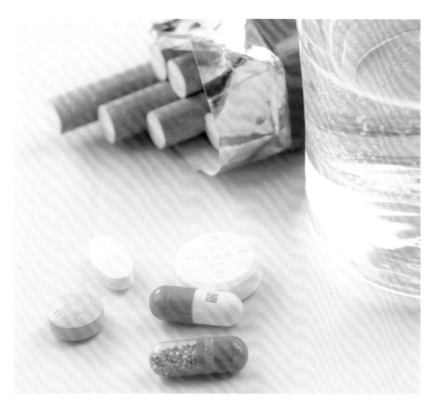

的比例也会不断扩大。因此，长期禁欲后，前几次射出的精液中所含的老化精子必然较多，此时受孕，容易造成胎宝宝智力低下、畸形，或导致流产。靠长时间禁欲来增加受孕概率，是不可取的。当然，也不必过于担心，禁欲对精子造成的影响是暂时的。精子发育周期要 3 个月，如果能改变一些生活习惯，就能提高精子质量和数量。

精子质量检测

一般情况下，并不需要这项检查。在有正常不避孕的性生活 2 年以上未怀孕的夫妻，此时医生会建议男性做这项检查，当然这只是检查之一。

精液检查包括：精液颜色、精液量、黏稠度、精子活动率、精液液化程度、酸碱度、细胞成分等。正常的精液呈灰白色或淡黄色，每毫升精液中的精子数量一般在 6 千万至 2 亿个，有活动能力的精子占总数的 60% 以上，畸形精子占总数的 10% 以下，在室温下精子活动力持续 3~4 小时。

戒烟戒酒很重要

长期吸烟饮酒可以对精液的质量造成一定的影响，增加畸形精子的比例。男性的精液生成周期为 80~90 天，也就是说每 3 个月左右生成一批新的精子。

因此，为了保证精液质量不受烟酒的干扰，至少应该在准备怀孕前 3 个月戒掉烟酒，从而保证正常的精液孕育后代。

想着未来的宝宝，戒烟戒酒就没那么困难了。但是二手烟仍然防不胜防，下面这些措施可以帮助减轻影响。每次吸二手烟之后都应立即洗脸和洗手；当室内有人吸烟时，尽量多开窗户通风；在家里或办公室里摆放一些花草；合理膳食和加强运动也能有效消除二手烟的危害。

禁欲影响精子质量

有研究发现，在持续禁欲后，精液量的确会增加，但精子质量会逐步降低。长期中止性生活会让精子失去受精能力和运动力，最后在输精管内解体，衰老精子

饮食 + 运动可提高精子活力

要想有一个健康聪明的宝宝，让精子健康有活力是第一步。合理的膳食和适当的运动，是提高精子活力和数量的好办法。

备育男性可以常吃富含镁、锌、果糖、赖氨酸的食物，如瘦肉、猪肝、鱼类、蛋黄等。

镁有助于调节人的心脏活动，降低血压，预防心脏病，提高男性的生育能力。

锌能提高精子活力；如果精液中果糖含量低，容易引起死精症。

男性肥胖会损害精子形成，导致生育能力下降，而适当的运动是控制体重最好的办法。

中午多吃一些虾、贝类、动物肝脏、鳝鱼、羊肉、鳗鱼、海参、墨鱼、山药、豆腐等。

备育男性早餐可以常吃燕麦粥和香蕉。

赖氨酸是精子形成的必要成分。

远离高温环境

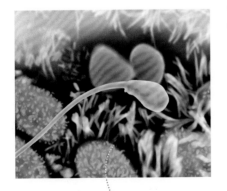

男性的性器官阴囊内包裹着睾丸，睾丸是产生精子的地方。阴囊需要适宜的温度，它会随气温变化而进行自我调节。

温度对睾丸产生精子的过程有很大影响，阴囊内温度比机体内低2℃左右，是生精适宜的温度。温度过高，生精过程就会出现障碍。

男性经常在温度较高的环境中生活、工作会抑制精子的产生。经常泡温泉、洗高温桑拿、在电脑前久坐、长期驾车，包括穿化纤质地的内裤、紧身裤等不良生活习惯，都易导致阴囊部位的温度升高，从而引起精子的损伤。

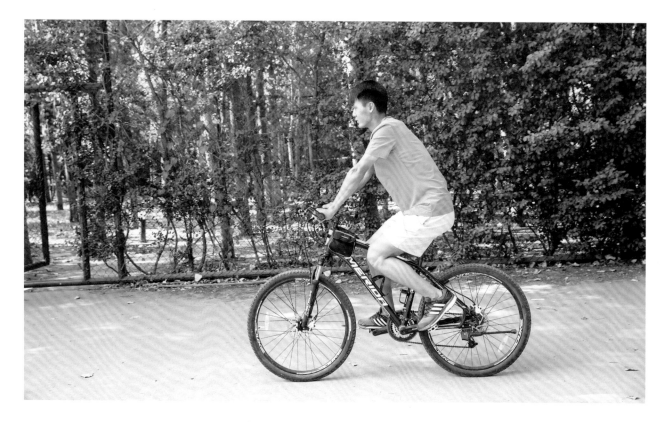

暂时避免骑车运动

有研究表明，每周骑自行车时间累计超过 5 小时的男性，相比其他男性的精子数量和精子活性都有所下降。这让很多喜欢骑自行车运动的男性大吃一惊，但是这就是一个非常值得大家注意的现实情况。

在骑行的过程当中会造成男性的生殖器在不断的摩擦，而且阴囊可能在摩擦的过程当中出现升温的情况，那么这对于精子的形成来说就会有一定的阻碍作用。备育男性应暂时避免强度过大的骑车运动，这样才有利于优生优育。

不要常穿紧身牛仔裤

有些男性喜欢穿紧身牛仔裤，有些人甚至连内裤也偏好紧身的款式，殊不知紧身牛仔裤会压迫男性生殖器官，长期压迫会造成阴茎弯曲；且牛仔裤不透气，散热不好，会造成阴囊温度升高，从而影响精子的生成，雄性激素的分泌也会减少，进而可能造成不育。此外，紧身牛仔裤还会使阴囊处于密闭状态，空气不流通，这就容易造成细菌滋生，引发生殖道的炎症；这些都是不育的原因。

男性应尽量常穿宽松的衣服，给精子一个宽松、卫生的环境。

不要经常蒸桑拿

桑拿浴能够加快血液循环，使全身各部位肌肉得到完全放松，因此，不少男性喜欢经常泡桑拿浴，以缓解身心疲劳。然而过于频繁泡桑拿，可能造成不育。

睾丸是产生精子的器官，在35.5~36.5℃的温度条件下精子才能正常发育。一般桑拿室温度都在40℃以上，这会严重影响精子的生长发育。对于想要宝宝的男士，除了桑拿不宜多洗之外，其他能够使睾丸温度升高的因素都要尽量避免。

手机不要放裤兜里

有些男性喜欢把手机塞在裤子口袋内，这对精子威胁很大。男性的生殖细胞对电磁辐射非常敏感。现如今手机是使用频率非常高的通信工具，其辐射很难避免，将手机放在离睾丸比较近的裤兜里，对生殖系统不利。

因此，要养成良好的使用手机的习惯，比如尽量让手机远离腰腹部，不要将手机挂在腰上或放在衣服口袋里；在办公室、家中或车上时，把手机摆在一边；外出时可以把手机放在皮包内，使用耳机来接听。

不要长时间开车

长时间坐在窒闷的车内，阴囊温度会升高。长时间持续的阴囊温度升高，对睾丸内的精子生成会产生不良影响。

长时间开车，不变的坐姿对阴部通风不利，阴囊部位分泌的汗液较多，还容易藏污纳垢。

导致前列腺炎、前列腺增生、性功能下降等，若不注意还会引发感染。

连续开车2小时后，最好下车休息一下。开车时，还要注意内裤和外裤的大小、厚薄、透气性。

不要久坐不动

大家都知道，久坐不动对腰椎、颈椎、肌肉、血液循环不利，但是你可能不知道，久坐还是不育的原因之一。

- 久坐，尤其是坐松软的厚沙发，整个臀部陷入沙发中，沙发的填充物和表面用料就会包围、压迫阴囊，导致局部温度升高，对精子的成长不利。

- 当阴囊受到压迫时，静脉回流不畅，睾丸附近的血管变粗，瘀血严重时还会导致精索静脉曲张。精索静脉曲张时，睾丸温度可升高1~2℃，这会影响睾丸产生精子。

- 工作时至少每2小时活动1次，做做工间操，眺望一下远方；看电视时可站着，还可进行原地跑、连续下蹲等运动。

备孕女性应该做的准备

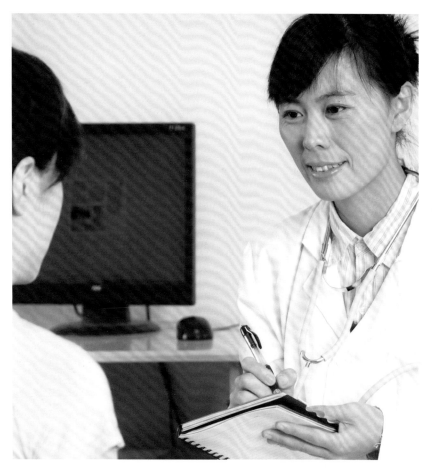

器官系统疾病导致的人工流产后，一定要在妇产科医生指导下再选择怀孕时间；剖宫产、葡萄胎术后一般需要 2 年才能怀孕，具体情况还要听从医嘱。

调整生活习惯

不少女性在发现怀孕后才开始注意自己的身体，调整生活方式。其实，孕前的身体状态在很大程度上也会关系到未来胎宝宝的生长发育。怀孕后最初的几周不容易被发觉，但对胎宝宝的发育来说，是非常关键的时期，也是非常重要的阶段。

不健康的生活方式，比如熬夜、吸烟、饮酒、膳食不合理等，要尽早调整。健康规律的生活有利于女性维持稳定的激素水平，保持良好的身体状态，排出健康的卵细胞。

平常习惯化浓妆的女性，最好暂时减少或停止化妆，还要避免染发、烫发。备孕期间一定要注意充分休息，放松心情。即使超过计划怀孕时间，也不要盲目着急，无故担心不孕不育，越是放松，越容易怀孕。

提前 3 个月做备孕计划

不打无准备之仗，想要生一个健康聪明的宝宝，女性也要提前做好充足的准备。根据卵细胞成熟所需的时间，女性需要至少提前 3 个月就进入备孕状态。

正常情况下，一个卵细胞从开始生长到最终成熟，约需 3 个月经周期的时间，差不多 3 个月。同理，对生殖细胞有影响的药物、有毒物质、X 射线等，对卵细胞造成的影响，也要等 3 个月后才能完全消除。

如果之前有异常情况，备孕的时间则需更久。例如，自然流产后至少半年才能要孩子；其他

孕前乳房保健不可忽视

乳房是女性体现形体美很重要的一个因素，更是将来哺育宝宝的天然绿色"粮仓"，为了自己，为了宝宝，孕前乳房保健不可忽视。

首先，要到医院做一次全面的乳房体检。如果有肿块，则需要明确其性质，看是否有必要处理。

有的女性有一侧或两侧乳头凹陷现象，可能会影响哺乳。乳头凹陷轻者，孕前可以自己纠正。

可以适当对乳房进行按摩，以促进血液循环，为将来哺育宝宝做好准备。

清洁乳房，不要用碱性过高的洁净用品，如香皂等；用清水轻轻洗净即可。必要时还可以涂上专用的乳头保护乳液，以防止乳头皲裂。

不要穿戴过紧的内衣，更不要束胸，内衣质地宜选择纯棉的，这些都有利于保持乳腺管的通畅，减少乳房疾病的发生。

少吃盐腌、烟熏、火烤、烤煳焦化、变质的食物；不要暴饮暴食、挑食、偏食。

多吃豆类、蛋类、牛奶等富含蛋白质的食物，可以常吃的丰乳食物有大豆、肉皮、猪蹄、牛蹄筋、海带等。

合理的膳食也是乳房保健的重要方法，饮食宜低脂肪高纤维。

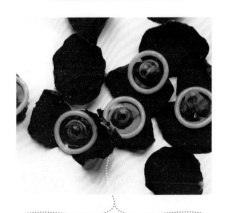

在计划要宝宝之前，避孕是每对夫妻都要做的事情，但并不是每种避孕方法停止后都可立即怀孕。

改变避孕方法

"避孕药因其方便、可靠，为很多女性所接受。虽然根据最新研究表明，短期服用短效避孕药的女性可以在停药当月怀孕。但是服用长效口服避孕药的女性，则最好在停药后 6 个月再怀孕，因为避孕药有抑制排卵的作用，并会干扰子宫内膜生长发育。"

"还有很多女性采用的是宫内节育器（即我们通常所说的"环"）避孕，则要提前 3 个月将环取出。备孕的这段时间，可以使用避孕套避孕，也可以采用安全期避孕的办法。"

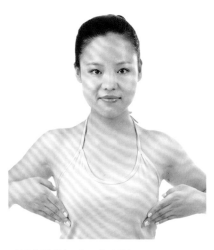

卵巢健康自测

卵巢是卵细胞的"生产基地",是女性的"生命之源和青春动力"。卵巢健康与否,关系到女性的容貌、气质,更关系到未来宝宝的身体和智力。为了感性地认识一下卵巢的功能,我们来做一份卵巢功能测试吧。

1. 是否依然保持坚挺的胸部、纤细的腰肢以及饱满的臀部?

2. 嗓音是否逐渐粗哑,女性温柔特质不如以前?

3. 乳房是否开始下垂,出现产后松弛及哺乳后萎缩?

4. 肤色是否开始晦暗无光泽,肤质粗糙、干燥、缺乏弹性,出现皱纹、色斑?

5. 是否开始骤然发胖,脂肪主要堆积于腰部、腹部、臀部?

6. 是否常常有难以自控的焦虑、抑郁,健忘多梦,易失眠?

7. 是否有白带过多,或有异味,色泽异常,阴道分泌物不足?

8. 是否"性"情变化,阴道分泌物少,较难享受性高潮?

9. 是否容易患上妇科疾患?

10. 是否出现经前综合征、痛经、经期过长或过短、经量过少或过多?

如果没有或只有 1 种以上所说的情况,说明你的卵巢功能还不错,注意继续保持;如果有 2~3 种,说明你的卵巢功能已经出现紊乱,应适度进行保养;如果有更多异常,说明你的卵巢功能衰退了,应该去医院做进一步的检查。

此外,备孕女性在饮食上要做到平衡、合理,宜选择一些鱼虾、牛羊肉等,多吃蔬菜;要劳逸结合,保证睡眠,坚持适当的体育锻炼和劳动;戒掉烟酒,尽可能减少被动吸烟。

学会测算排卵期

一般来说,正常生育年龄的女性卵巢每月只排出 1 个卵细胞。卵细胞排出的时间一般在下次月经来潮前的 14 天左右。在卵细胞排出的前后几天里容易受孕,故医学上将排卵日的前 5 天和后 4 天,连同排卵日在内共 10 天称为排卵期。

对于月经周期正常的女性:以月经周期为 28 天为例来算,这次月经来潮的第 1 天在 9 月 29 日,那么下次月经来潮是在 10 月 27 日,再从 10 月 27 日减去 14 天,则 10 月 13 日就是排卵日。排卵日及其前 5 天和后 4 天,也就是 10 月 8~17 日这 10 天为排卵期。

对于月经不规律的女性,排卵期计算公式为:

排卵期第一天 = 最短一次月经周期天数 −18 天

排卵期最后一天 = 最长一次月经周期天数 −11 天

> 备孕女性在精神上应避免不良情绪的刺激,减轻工作压力带来的紧张情绪,学会放松,保持心情舒畅,情绪乐观开朗。

提高女性性功能的运动

美好的性爱，不仅仅是夫妻两人的需求，也是要个健康宝宝的前提。下面这些简单的运动可提高女性的性功能。

游泳：蛙泳、蝶泳最适合女性，可以有效预防子宫脱垂、直肠下垂、膀胱下垂等疾病，还能增强腹部肌肉，提升女性性欲。

骑自行车：可以锻炼女性的腿部关节和肌肉，对踝关节也很有锻炼效果，让女性的体型更完美、紧致。

散步：坚持每天散步30分钟以上，有利于减肥和保持体型，也能提升女性的性欲。

排球：对臀部肌肉和腹部肌肉的锻炼效果尤为明显，同时能提高各项动作的灵敏性和协调性，有助于享受更多性爱的乐趣。

臀部按压：坐在椅子上，将手放在骨盆两侧，帮助臀部用力向下压坐垫，同时用后背挤压椅背。重复3次，然后将臀部向左右移动。当骨盆能够胜任灵活运动时，才能轻松地享受性爱。

私处卫生不可忽略

最基本的就是每天清洗外阴，每天换内裤。

清洗外阴，只要用清水就可以了，如有外阴瘙痒症状，需及时到医院就医，而不要乱用洗液。

内裤要穿纯棉质地的，勤洗勤晒，必要时用开水烫洗；卫生巾、卫生护垫在非月经期尽量少用。

性生活之前，双方都要清洗干净，事后最好也要清洗。

改善阴道松弛的简单训练法

女性可以通过一些简单实用的锻炼方法，改善阴道松弛的情况，提高性爱质量。

- **缩肛运动**：主动收缩肛门，一提一松，算是一次。晚上临睡前和早晨起床时，坐车、行走、劳动时都可以做缩肛运动。缩肛运动锻炼了耻骨尾骨肌，可以增强女性对性生活的感受力，使其更容易获得性高潮。

- **屏住小便**：在小便的过程中，有意识地屏住小便几秒钟，稍停后再继续排尿。经过一段时间的锻炼后，可以提高阴道周围肌肉的张力。要注意，屏住小便的时间不宜长。

- **收缩运动**：仰卧，放松身体，将一个戴有无菌指套的手指轻轻插入阴道，然后收缩阴道并夹紧，持续3秒钟后放松，重复几次。时间可以逐渐加长。

- **其他运动**：走路时，有意识地要绷紧大腿内侧和会阴部肌肉，反复练习。

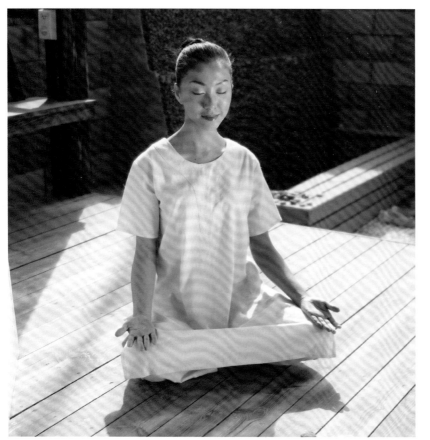

静坐是很好的锻炼

可能有的备孕女性不是很喜欢剧烈的运动，那么尝试静坐吧，这种看似简单的方法也可以有很好的锻炼效果。

两腿自然交叉在一起盘坐，脊背挺直，两手心向上，把右手平放在左手心上面，两个大拇指轻轻相触；左右两肩稍微张开，使其平整适度为止，下巴内收，但不是低头；目光注视着前方两三米处，或者微闭双眼，脑海中想一件事，这件事情可以是一个很美的自然场景，如海边、草地上、花丛中，用充分的想象力去感受、寻找身临其境的感觉；也可以专注于呼吸，去聆听均匀呼吸所产生的韵律。

腰腹部和骨盆运动

女性常做腰腹部和骨盆的锻炼，既能瘦身，又能舒展和活动筋骨，对以后的生育非常有利。

坐式侧腰伸展：双腿交叉盘坐，腰背挺直。吸气，将你的右手举过头部向左边伸展，当你伸展到极限的时候，呼气，感受右侧身体的拉伸。保持5秒钟。回复原位，然后再换另一边重复上面的动作。每边各4次。

扭动骨盆运动：平躺在床上，双手伸直放在身体两旁，右腿屈膝，右脚心平放在床上，膝盖慢慢向右侧倾倒；待膝盖从右侧回复原位后，左腿屈膝做同样动作；然后双腿屈膝，双腿并拢，缓慢而有节奏地用膝盖画半圆形，由此带动大腿、小腿左右摆动，注意双肩要紧靠在床上。每天早晚各做2次，每次3分钟。这个动作能够增强骨盆关节和腰部力量。

胖瘦适宜，轻松孕育

很多女性已经很瘦，却整天嚷嚷着要减肥。身体过瘦是孕育

睡前练习静坐不仅可以很好地帮助女性睡眠，还可达到宁心安神、益气行血的目的，一觉醒来时会感到神清气爽。

路上很大的障碍。有专家将人体脂肪称为"性脂肪",意思是说,女性体内如果没有足够的脂肪,就会影响体内激素的分泌,影响生殖系统的功能,影响性欲。如果长期过于消瘦,将来即使增肥,生育能力也会受到影响。

相反,如果女性脂肪过多,会引起内分泌和脂肪代谢紊乱,使体内激素比例失调,出现卵巢功能失调,从而出现排卵问题,最终导致怀孕概率降低。一般认为,女性 BMI 应在 20~25,生殖能力也最旺盛。

改善两性关系

和谐美满的性爱,能增进夫妻感情,即使不是为了宝宝,也有必要改善两性关系。中医特别强调房事情绪,《万氏妇人科》上说:"忧怒悲恐,则交而不孕,孕而不育。"如果每次性爱都过于期待"造人"成功,则容易焦虑,影响情绪,有些女性可能因曾经经历流产伤害而对性担心紧张。这些不良情绪会使气血逆乱,阴道内酸性分泌物增多,精子活力差,怀孕概率降低。两心和悦、彼此情动时,女性阴道内碱性分泌物增多,中和了阴道原本的酸碱度,以利于精子活动,容易受孕。

全方位防辐射

防辐射是备孕女性越来越关心的问题。对于放射科医生或者互联网技术(简称 IT)需要频繁、大量接触电子仪器的女性来说,需要考虑调离原岗位。

如果女性的工作环境必须面对大量电脑,那么建议在准备怀孕期间就开始穿上防辐射服。

在整个孕期,尤其是怀孕期的前 3 个月,要特别注意防辐射。

多吃防辐射的食物也是不错的选择。

戒烟戒酒

别小看烟酒的危害,它们可是备孕以及怀孕期间影响母婴健康重要的因素。

- 香烟中含有大量烟碱和尼古丁,进入人体后会造成全身血管病变,卵巢以及子宫血管也会因此受损。长期吸烟会伤害女性生殖系统,影响卵巢功能,导致内分泌失调而引发不孕。另外,吸烟还能使女性绝经期提前 2~3 年。因此,有吸烟史且准备怀孕的女性要在医生的指导下制订戒烟计划。

- 女性饮酒容易使脂肪堆积,皮肤粗糙,易致骨质疏松,还会影响卵巢功能,增加受孕的难度;月经期饮酒易导致月经量增多等。孕前和孕期大量饮酒可能会导致新生儿出现低体重、心脏畸形以及大脑发育等问题。

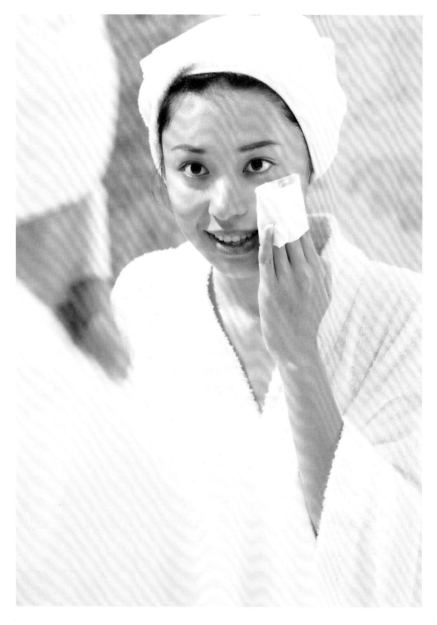

丁字裤的质地通常是不透气的锦纶质地、合成纤维等，容易滋生细菌，诱发过敏、感染霉菌等。

所以，备孕女性最好不要穿丁字裤。其他女性也不要长时间穿，如果感觉外阴有不适时不要隐忍，应该及时就医。

不要涂指甲油

指甲油一般都是以硝化纤维为本料，配上很多种化学溶剂制成。这些原料大都有一定的生物毒性，长期使用可造成慢性中毒。指甲油不仅通过指甲缝等直接伤害皮肤，其特殊气味还会刺激嗅觉神经，孕妈妈经常使用会对自身健康造成危害，容易引起流产或胎宝宝畸形。

指甲表层有一层保护物质，指甲油会破坏指甲的保护层，易感染细菌。指甲油所含的化学物质容易溶解在油条、蛋糕等油性

不要穿丁字裤

许多爱美的女性喜欢穿丁字裤，但这种内裤不能经常穿，更不适合备孕女性。丁字裤通常都比较紧，后面是一根或两根窄窄的绳子，走动时会对尿道口、大小阴唇、阴道口、肛门等产生摩擦，导致发炎、瘙痒、分泌物增多。

避免指甲油的伤害最好的办法当然就是尽量不用，如果已经用了，也不必慌张，用酒精洗掉，下次就不要用了。

食品中，所以，爱美女性一定要特别注意，以防"毒从口入"，犯得不偿失的错误。

不要烫发染发

染发剂和烫发剂的成分之一是对苯二胺，这种物质对人体健康有害。不管美发店如何强调他们使用的是何种天然染发剂，都请不要相信。染发剂的有害成分不止一种，除了会直接刺激头皮引起瘙痒、皮炎外，还会通过皮肤、毛囊进入人体，进入血液，成为淋巴瘤和白血病的致病元凶。另外，染发剂中的有毒化学物质进入人体后，需要通过肝和肾进行代谢，长期反复地吸入必然会对肝肾功能造成损害。所以，不仅是备孕女性不要烫发、染发，普通女性也少烫发、染发。

少化浓妆

现代女性都喜欢化妆，但是如果近期有要宝宝的计划，还是尽量避免化妆。

彩妆中含有砷、铅、汞等化学成分，这些物质可被皮肤和黏膜吸收，进入血液，影响受孕。

如果已经怀孕，则进入胎血循环，影响胎宝宝的正常发育。

化妆品中的一些成分，经阳光中的紫外线照射后会产生有致畸作用的芳香胺类化合物质。

备孕期不要使用美白化妆品

想要有个健康聪明的宝宝，需要夫妻双方共同的努力，这需要从日常生活的细节慢慢做起，备孕女性应避免在备孕期间使用美白化妆品。

• 美白效果越好的化妆品含铅量越高，尤其是备孕女性，如果体内含铅量过多，必然增加宝宝患病的可能性，如多动症、智力低下、贫血等。备育男性如果体内含铅过量，对宝宝的健康也是有害而无利。

• 备孕女性在备孕期最好少用和避免使用含铅化妆品。如果想去除体内多余的铅，最简单的办法就是补钙，因为钙有去除积存人体内多余铅的功能。

备孕夫妻都要关注的问题

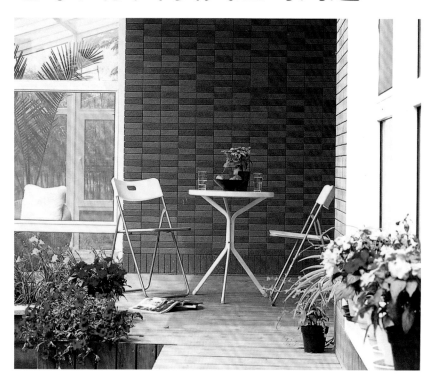

慎防室内花草伤健康

居室里放几盆植物，会让人感到生机盎然，神清气爽，但不是每种植物都适合放在室内。香味过于浓烈的花，如茉莉花、丁香、水仙、木兰等，其香气会影响人的食欲和嗅觉，甚至会引起头痛、恶心、呕吐。万年青、仙人掌、五彩球、洋绣球、报春花等，不小心接触到其汁液会引起过敏反应，出现皮肤瘙痒、皮疹等，严重的还会出现喉头水肿等症状，甚至危及生命。有些花卉如夜来香、丁香等，会吸收房间内的氧气并释放二氧化碳。所以，对于备孕夫妻来说，室内植物宜选那些能吸收甲醛、抗辐射的，比如虎皮兰、吊兰、绿萝等。

送走心爱的宠物

宠物可能会感染弓形虫，在备孕阶段和孕期不适合养宠物。如果家有宠物，可把它们暂时寄养一段时间。

男性感染弓形虫，会对生殖能力造成严重的危害，主要破坏精子的质量，进而影响其生殖能力。感染弓形虫的患者精液常规分析质量明显低于正常人，多数患者经抗弓形虫治疗后，精液质量明显好转。当男性不能正常生育的时候，特别是精液中白细胞高、活精子率低下或者大部分为死精子患者，应该进行弓形虫感染指标的相关检查，如为阳性，则需及时治疗。

家里有小宠物的女性在怀孕前，要做一项叫作 TORCH 的化验，这项化验包含了弓形虫、风疹病毒、巨细胞病毒、单纯疱疹病毒等易在怀孕早期引起宫内胎儿感染，导致流产、胎儿畸形等的抗体。还会检测其中两种抗体 IgM 和 IgG，可以知道是否适宜怀孕或怀孕后是否适宜继续妊娠。其中，弓形虫喜欢寄生在猫和狗的身上，有时还有可能通过苍蝇、蟑螂以及未经充分加热的、含弓形虫的食物而感染。因此，孕前注意饮食卫生，以及适时终止与宠物的亲密接触是非常有必要的。

新装修的房子至少要晾半年

如果为了方便，想搬进刚装修完的房子再怀孕，是非常危险的决定。

新装修的房屋，有害物质尚没有散尽，持续的刺激会导致不孕不育，对孕妈妈的影响更大。

目前室内装修最常见的有害物质主要包括甲醛、氡气、苯、二甲苯、氨、苯并芘、放射性材料等。

甲醛会引起女性月经紊乱和排卵异常，还是致癌物质。

苯大量存在于油漆、防水涂料、乳胶漆中，具有芳香气味，人吸入后会引起嗜睡、头痛、呕吐等，孕妈妈长期吸入苯会导致胎宝宝发育畸形或流产。

如果怀疑有装修污染，最好请专业检测机构检测一下。

在房间里摆放些绿色植物，比如绿萝、常春藤、吊兰、芦荟等。

新装修的房子至少要通风晾半年，入住后也要经常通风，加快污染物散发。

放射线能使睾丸生精功能受到损害，导致生精障碍和染色体畸变。

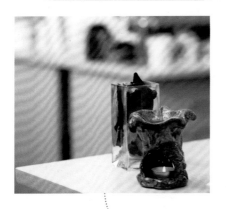

在装潢精美、设备先进的现代化写字楼里工作的备孕夫妻，需要注意办公室的隐形污染。

注意办公室的隐形污染

不要长时间持续使用电脑；用酒精对电话听筒、键盘进行消毒，减少细菌传播；复印机会释放一些有害物质，要少用。还要注意办公地点附近有没有大的辐射源、化工厂等。

办公桌上可以摆放一些可吸附甲醛的植物，注意空气流通，尽量少用空调，保持适当的温度和湿度。经常开窗换气，让众人呼出的二氧化碳及时排出，让新鲜空气进来，也可以减少病菌的入侵。

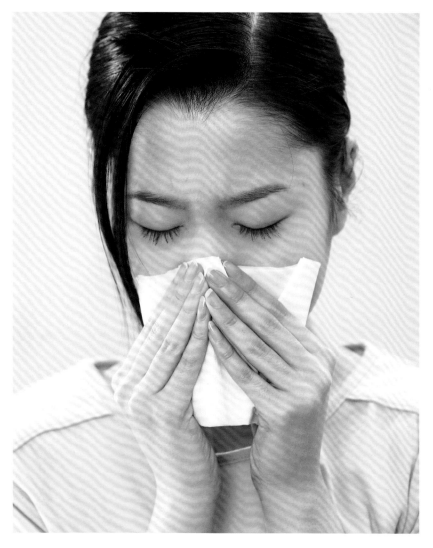

常有皮肤过敏等症状，而且是群发性的；新婚夫妇长时间不怀孕，查不出原因；室内植物不易成活，叶子容易发黄、枯萎等。

小心家周围的辐射污染

污染有时候是看不见、感觉不到的。备孕夫妻需要留意的是家周围有没有电磁辐射源，如各种通信、电台、电视的发射塔或接收塔等。

电磁辐射超过一定强度就会对人体产生负面效应，如头疼、失眠、记忆力衰退、血压升高或下降、心脏异常等，这就构成了电磁污染。电磁污染除了会导致儿童患白血病、智力低下外，还会诱发癌症并加速人体的癌细胞增殖，影响人的心血管系统外，对人的视觉系统也有不良影响，还影响人的生殖系统。电磁污染能使女性月经失调，卵细胞质量下降；使男性精子畸形率增加。不过，也不需要谈辐射色变，一般家用电器电磁辐射都很小，只要不集中摆放，一般不会造成电磁污染。通常情况下家用电器只要摆放在离人经常逗留处 1.5 米之外，就能大大降低对人体的损害。

判断室内装修环境污染的方法

室内装修污染，如果细心观察，可以提早发现。日常生活中的一些现象，可以有助于判断污染是否严重。

异常感受：闻到刺鼻的味道，眼睛感到刺激。

异常表现：清晨起床时，感到憋闷、恶心，甚至头晕目眩；不吸烟，也很少接触吸烟环境，但是经常感觉嗓子不舒服，有异物感，呼吸不畅；家里小孩常咳嗽、打喷嚏、免疫力下降；家人

日常生活中的有害因素

一般家庭都会使用燃气，不使用时要注意及时关闭阀门，防止燃气泄漏危害健康、危害生命。

厨房里的主要污染就是烟雾，含有大量的有害元素，要注意通风、排气。

高压锅使用不当可能会爆炸伤人，要经常检查高压排气阀是否通畅，每隔3个月换一次易熔片。

不锈钢制品中含有微量的有害金属，最好不要用碱性溶液去清洗。

平常我们用的清洁剂多半是具有毒性的化学产品，直接接触可能造成皮肤红肿、疼痛，长期使用还有可能伤及肝脏和免疫系统。

电视机、电脑等荧光屏会产生一种叫溴化二苯呋喃的有毒气体，所以不宜长时间看电视、用电脑，给房间定时通风。

很多家具上都有油漆，里面含有可挥发物质苯。要选择正规品牌的家具或地板等家居产品。

用燃气热水器烧出的热水在汽化时，容易生成一种叫氯仿的致癌物质，洗澡、洗衣时应尽量不用温度较高的热水，同时加强室内通风。

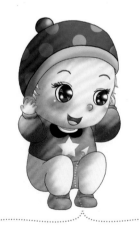

噪声也是一种"污染"，会危害生育功能，影响优生优育。

噪声污染不可小视

噪声强度如果高到一定程度，不仅会损害人的听觉，还会对神经系统、心血管系统、消化系统等有不同程度的影响，尤其影响内分泌系统，使人出现甲状腺功能亢进、性功能紊乱、月经失调等，进而影响生育。

长期生活在70~80分贝或者更高的噪声下的男性，易出现性功能下降，甚至出现精液不液化或无法射精等现象。孕妈妈长期遭受噪声污染，会加重早孕反应，甚至会造成胎宝宝发育迟缓、流产、早产、出生体重过低等。

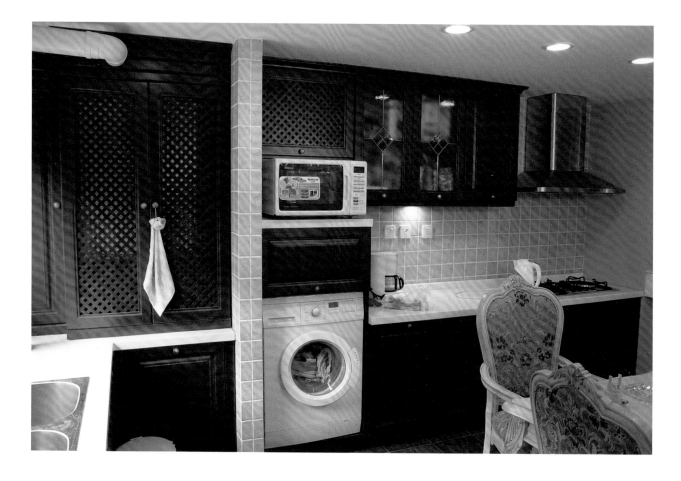

洗衣机也要清洗

洗衣机可以帮助洗衣服，既节省了备孕夫妻的体力，又节约时间，但是很多人却不知道洗衣机自身也要被清洗。长期使用的洗衣机里，内外筒之间藏污纳垢，细菌严重超标，可以说会把衣服洗"脏"了。夏季气温升高，洗衣机长时间不清洁更容易滋生有害细菌，引发出现交叉感染，导致各种皮肤病。

一般来说，新买的洗衣机使用半年后，每隔两三个月就应该清洗、消毒一次；收集棉絮等脏物的小袋子要定期清理。现在的洗衣机说明书上都会有清洗说明，可以遵照执行。想要彻底清洁，可请专业人士把滚筒拆下后清洗。

换季时别忘清洁空调

空调也需要清洁，尤其是换季重新启用的时候。空调散热片是个灰尘"栖息地"，病菌、螨虫等微生物容易在上面大量聚集，

一般来说，洗衣机在使用三个月后，细菌量会开始增多，根据洗衣机平时的使用时间，决定清洗频率。

如不清洁直接使用，居室内的空气就会被吹出来的灰尘、螨虫、细菌等"污染"。这对备孕夫妻来说，非常不利。

空调面板要用软布或专门的清洗布蘸取温水或中性清洁剂在表面轻轻擦拭，然后用干净的软布擦净晾干。光触媒、活性炭之类的空气过滤器可稍微晒一下，刷去灰尘。空调外机可以每2年请专业人士清洁一下。最后，在所有的清洁工作完成之后，最好选择在晴天送风状态下，开机运转2~3个小时，以使空调内部完全干透。干净的空气，健康的身体，是迎来好孕的开始。

室内温度、湿度要适宜

一般来说，室内温度在18~26℃，空气相对湿度保持在40%~50%为佳。过高或过低的温度、湿度，会引起人的情绪波动，出现烦躁不安或抑郁等情绪。情绪不佳会影响生育功能，良好的精神状态下，排卵、生精功能就很稳定，受孕概率也高；反之，不良的精神状况就会抑制生育功能。

适宜的室内温度和空气相对湿度，有助于情绪稳定、维持身体的平衡与健康，有利于孕育一个健康的宝宝。

床上用品好好选择

良好的睡眠可使人得到充分的休息，舒服干净的床上用品是保证良好睡眠很重要的一个因素。

没有过多油漆的木板床是好的选择，铺上稍厚的棉花垫，可以避免因床板过硬而影响睡眠。

枕头要以平肩高为宜，过高和过低都不好。枕头过低，易导致颈椎病，容易引起头晕。

夏被纯棉质地是最好的选择，不宜使用化纤混纺织物做被套或床单。

合理的室内布局也能助孕

合理的居家布局，有助于身体健康，同样也有助于生育。

• 房间宜保持空气流通，要多开窗换气，不要因为夏天天气炎热而长时间待在封闭的冷气房中。房间也不宜阴暗，要有足够的阳光或保持适度的光线，避免霉菌等滋生。

• 要保持床底的干净和整洁，如果床底有一定的空间，最好只放置干净的衣服和被褥，不要放置破旧的衣服、杂物或是其他物品，尤其是金属利器、工具箱和玩具。

• 房间设置宜温馨、明亮，保持干净整洁。家具的摆放要方便取物，不影响行走。在这样的环境里，会感到心情平静、愉悦。

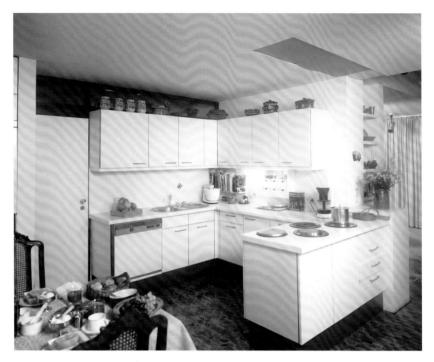

能很快把水沥干。不需要用布遮起来防灰尘，只要在用之前用清水冲洗一下就可以了。

长柄汤勺、漏勺、锅铲等最好挂起来，自然晾干。切菜板容易吸水，表面多有划痕和细缝，经常藏有生鲜食物的残渣。如果清洁不彻底、存放不当，食物残渣腐烂后会使细菌大量繁殖，甚至在切菜板表面形成霉斑，对食品造成污染。备孕夫妻们一定要注意饮食卫生，那么就从正确摆放厨具开始吧。

少逛大商场

休闲之余逛街是女性很自然的想法，但备孕女性还是少去为好，尤其是冬季或冬春交替季节。冬季外面气温低，室内外温差大，容易感冒；商场人多拥挤，空气流通差，容易传播病毒、细菌。

备孕夫妻如果其中一方生病，都会对即将到来的宝宝产生

正确摆放厨具有利于健康

除了做好清洁工作外，各种厨房用具的摆放，也关系到卫生状况。厨房用具的摆放没有做到通风、干燥，很容易滋生细菌，引起腹泻等，不利于生育。不仅是备孕时期，平时也应注意厨具的摆放。

很多家庭都是将刚刚洗过的碗和碟子直接摞到密闭的橱柜里，水分很难挥发出去，自然会滋生细菌。还有一些人喜欢用抹布擦，这种貌似"干净"的做法也会适得其反，因为抹布上带有许多细菌。碗碟摞在一起，上一个碗碟底部的细菌又沾在下一个碗碟上，也很不卫生。专家建议，可以在洗碗池旁边设一个碗碟架。清洗完毕，顺手把碟子竖放、把碗倒扣在架子上，这样很快就能使碗碟自然风干，既省事又卫生。

筷筒和刀架要透气，要保证通风干燥。最好选择不锈钢丝做成的、透气性良好的筷筒，并把它钉在墙上或放在通风处，这样

> 备孕夫妻应尽量减少在商场的购物时间，特别是避免在人群十分拥挤的时候长时间待在商场里。

影响。尤其是备孕女性，如感染风疹、巨细胞病毒、水痘、病毒和流感病毒等，会对备孕不利，还会导致胎宝宝发育不利，甚至会导致胎宝宝畸形。如果在感染期间发现怀孕了，将是很不幸的事。因此，备孕夫妻不仅怀孕后尽量不要去商场、影剧院等人特别多的公共场所，备孕期间最好也不要去。

备孕期间不要经常出差

当夫妻两人准备要宝宝的时候，工作性质导致的作息时间失调，是必须认真对待并合理解决的重要问题。

很多职业不能正常规律地作息，可能需要经常外出，如空乘、职业经理人、资深传媒者等，这样的工作性质不利于生育。男性可能因为工作需要经常早出晚归，休息、饮食没有规律，工作高度紧张，长时间没有性生活等，导致精子的数量和存活率下降。性生活频率低，精子代谢速度减慢，还会导致精子老化，活力、质量大大降低，导致难以成功受孕。女性则会内分泌功能紊乱，排卵异常，影响受孕。

雾霾天气减少外出

雾霾的组成十分复杂，其中有大量颗粒、粉尘、污染物、细菌、病毒等有害物质，对于人体的危害是相当大的。

做好自身防护。出门要戴正规厂家生产的合格口罩，且与自己脸型大小匹配的、防护性高的。

可以利用空气净化器等设备净化空气，但在使用时要注意勤换过滤心。

饮食清淡，多吃新鲜蔬菜水果，如梨、莲藕、百合、萝卜、荸荠等润肺食物。

暂时收起香水

• 香水中的成分比较复杂，大部分又为化学成分，有一定毒性，会导致过敏，且会对胚胎产生不良影响。因此，不建议女性在孕前使用，尤其是劣质香水。

• 另外，有些香水中含有麝香，久闻麝香不易怀孕。麝香内含麝香酮、胆甾醇、甾体激素样物质等，能促使各腺体的分泌，有发汗和利尿作用，其水溶性成分有兴奋子宫作用，可引起流产，孕妈妈应禁用。

• 需要提醒的是，我们夏天最常见的花露水就含有麝香的成分，备孕女性不要使用。

生育的秘密

男性生殖系统

男性外生殖器包括阴茎和阴囊，睾丸和附睾都在阴囊内。睾丸是男性生殖腺，左右各一，呈卵圆形，由精索将其悬吊于阴囊内，是产生精子的器官，也是产生并分泌雄性激素的主要内分泌腺。

阴茎由三条海绵体外包筋膜和皮肤构成，能够勃起，可以完成性交；尿道位于阴茎内，既有排尿功能，又有排精的功能。精索是从睾丸上端至腹股沟管腹环

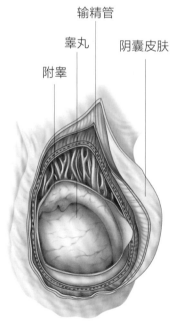

男性生殖器阴囊区图示

之间的圆索状物，输精管是精索内的主要结构之一。

射精管是输精管壶腹与精囊管汇合之后的延续。射精管很短，长度仅为 2 厘米左右，管壁很薄。精囊腺位于输精管末端外侧和膀胱的后下方，其分泌液主要为精浆液，占精液的 70% 左右，对精子的存活有重要作用。

前列腺分泌前列腺液，主要为精浆液，含有多种微量元素和多种酶类，具有防止逆行射精的功能。精液由精子、精囊腺和前列腺分泌的液体组成，呈灰白色，一次射精 2~6 毫升，含精子 2 亿个左右。

精子的生成

精子产生于男性的睾丸，然后经过 4~6 米长的附睾，经历一系列复杂的变化，如体积略变小，含水量减少。

睾丸内出来的精子可活动，一旦进入附睾头段后，即失去活动能力。精子在附睾内运行的过程中，又逐步获得了活动能力。先出现原地摆动，然后有转圈式运动，最后才有成熟精子特有的

摆动式前向运动。因此，观察精子的运动方式，也是衡量精子是否成熟的一个指标。

射出的精子表面附着有附睾和精囊腺分泌的一种去能因子。这种去能因子必须清除掉，精子才能具有受精的能力。女性宫颈、子宫和输卵管液中的 β - 淀粉酶等成分能够帮助清除掉去能因子。因此，男女双方有性生活就有可能怀孕。

精子的行走路线

当精子从男性阴茎射出后，通过女性阴道，快速前进穿过子宫颈，再在子宫腔内运行，最后进入输卵管，与卵细胞"碰面"。

男性射精后，精子进入子宫腔后就离开了精液，其寿命就大为缩短，且数量只占一次射精总数的 1%~5%，最后仅有数千个精子能到达输卵管，其余的均已经液化"身亡"。精子在女性生殖道内的寿命一般不超过 5 天，在阴道内不超过 8 小时。最后仅有 1~2 个精子能有幸与卵细胞结合，其余的精子则在 24~36 个小时内先后液化"身亡"。

女性生殖系统

女性内生殖器包括子宫、卵巢、输卵管和阴道，外生殖器有大阴唇、小阴唇、阴道前庭、阴阜、阴蒂和会阴。

子宫位于骨盆腔中央，呈倒置的梨形。子宫为一空腔器官，它的内膜受卵巢激素的周期性影响而发生增厚、脱落的循环变化，就是月经。性生活时，子宫、阴道、宫颈、输卵管为精子到达输卵管伞端与卵细胞相遇的通道。受孕后，子宫是胎宝宝发育、成长的场所。分娩时，子宫收缩，使胎宝宝、胎盘娩出。

卵巢为一对扁椭圆形的性腺内分泌器官，其主要作用是产生卵细胞和分泌性激素，位于子宫的两侧。排卵大多发生在两次月经中间，在每一个月经周期里，可以同时有8~10个卵泡发育，但一般只有1个卵泡达到成熟程度，而其余卵泡先后退化，卵泡破裂而使成熟卵细胞从卵巢内排出。

输卵管为一对细长而弯曲的管道，左右各1条，位于子宫两侧，内侧与子宫角相通连，外端与卵巢接近，全长8~14厘米。输卵管为卵细胞与精子相遇的地方，受精后的孕卵由输卵管向子宫腔运行。如果受精卵停留在输卵管里继续发育，就是宫外孕（异位妊娠）中的输卵管妊娠了。

女性的阴道有自净功能，大小阴唇也具有保护作用。阴蒂富含神经末梢，极为敏感，有勃起性。大阴唇后部有对前庭大腺，性兴奋时分泌黄白色黏液，起滑润作用，正常检查时不能摸到此腺体。阴道是精子进入女性体内的第一道关卡。正常情况下，能在排卵期保持合适的酸碱度适宜精子进入。所以，一般情况不宜过多进行阴道冲洗。宫颈是圆柱状器官，在排卵期会受雌性激素影响而变得润滑，以利于精子通过，严重宫颈糜烂会影响精子的通过。

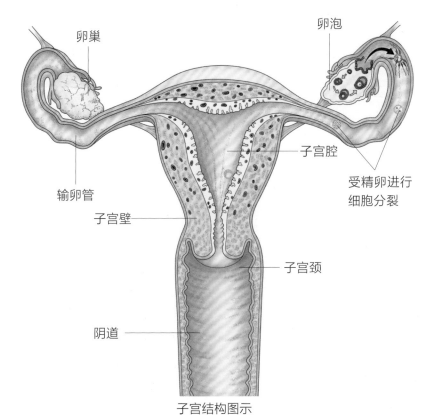

卵巢

卵泡

输卵管

子宫壁

子宫颈

阴道

子宫腔

受精卵进行细胞分裂

子宫结构图示

卵细胞的生成

卵细胞产生于女性性腺——卵巢。卵细胞很小，但它是人体最大的一种细胞。女性在自己还是3~6孕周胚胎的时候就已形成卵巢的雏形，至出生时卵巢中已有数百万个卵母细胞形成，但经过儿童期、青春期，到成年就只剩10万多个卵母细胞了。

卵母细胞是卵细胞的"前身"，卵母细胞包裹在原始卵泡中。经过卵巢分泌的性激素作用后，每个月有一个原始卵泡成熟，成熟的卵细胞再从卵巢排出，经过输卵管再到腹腔。如果卵细胞经过输卵管时"遇到"强壮的精子，就可能结合成受精卵，而后"转移"到子宫"安营扎寨"，继续发育。

通常情况下，女性一生成熟的卵细胞只有300~400个，其余的卵母细胞便自生自灭了。卵巢不排卵是女性不孕的重要原因之一。

女性排卵规律

女性通常每个月只能排一个卵细胞。左右两个卵巢通常是轮流排卵，少数情况下能同时排出2个或2个以上的卵细胞。卵细胞的存活时间为12~24小时，一般不超过48小时，受精能力保持12~24小时。若卵细胞排出后由于各种原因不能与精子相遇形成受精卵，便在48~72小时后自然死亡。等到1个月后另一个卵细胞成熟并被排出，重复同样的过程。如果同时有2个或更多的卵细胞分别与精子相结合，就会出现双卵双胞胎和多卵多胞胎。

在排卵期间，女性体内激素水平的改变，使得子宫颈黏液变得多而稀薄，呈现蛋清样的透明状，女性会感觉私处滑润。此时的黏液，含有丰富的营养物质，能给精子提供能量，有利于精子继续上行。而非排卵期，子宫颈黏液则变得少而黏稠，使精子很难通过宫颈。

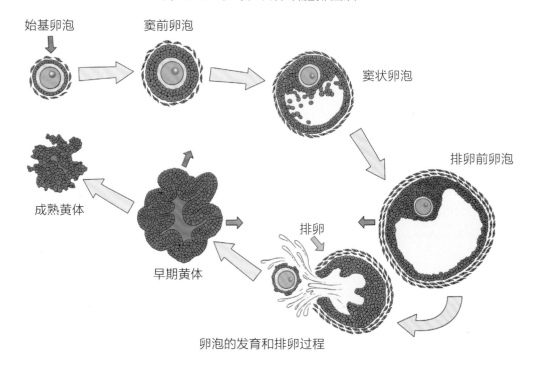

卵泡的发育和排卵过程

正常月经与受孕

女性子宫在下丘脑—垂体—卵巢激素周期性变化的"指挥"下，子宫内膜发生周期性的改变，即增厚、血管增生、腺体生长分泌以及子宫内膜崩溃脱落，表现出来就是月经。月经血主要由血液和脱落的子宫内膜构成。

月经周期以月经来潮第一天为周期的开始，到下次月经来为止，21~36 天不等，平均约为 28 天。月经周期又以排卵日为分隔，分为排卵前的滤泡期与排卵后的黄体期。滤泡期长短不一，但黄体期固定为 14 天左右。正常的女性月经血量为 30~80 毫升，少于 20 毫升为月经过少，多于 80 毫升为月经过多。

只有排卵正常的月经才具有受孕的能力。有些不孕症女性虽有月经，但没有排卵或排卵不正常，这可能是由于卵细胞本身未达成熟就退化了，或虽然已成熟但不能从卵巢排出。这两种情况下都提示卵巢排卵功能不正常，然而子宫内膜在激素的影响下仍然可以脱落出血，只是不能受孕。

神奇的受孕过程

女性在排卵期，某一侧或两

精子头部分泌顶体酶，以溶解卵细胞周围的放射冠和透明带，最终只有 1 个精子能进入卵细胞。

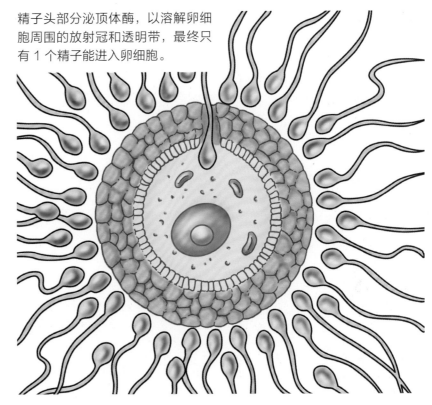

侧的卵巢排出卵细胞。卵细胞从卵巢排出后，被输卵管伞拾取，进入输卵管内并停留（壶腹部与峡部的连接处），等待受精。"争先恐后"的精子从阴道到达输卵管一般需要 1~1.5 小时，最快的只需数分钟。卵细胞排出后 24 小时以内，如果有性生活，则卵细胞就被一群赶来的精子包围，但只有 1 个精子能钻入卵细胞内使其受精。受精后的卵细胞就是受精卵。

受精卵在输卵管内一边发育一边逐渐向子宫腔移动，在受精

后 7~8 天，即可到达子宫腔，植入到子宫内膜里，并不断地吸取营养，逐渐发育为成熟的胎宝宝。受孕是一个神奇而复杂的生理过程，必须具备以下条件：1. 卵巢排出正常的卵细胞。2. 精液正常并含有正常的精子。3. 卵细胞和精子能够在输卵管内相遇并结合成为受精卵。4. 受精卵顺利地被输送进入子宫腔。5. 子宫内膜已充分准备，适合于受精卵着床。这些环节中有任何一个出现异常，都可能导致不孕或者影响优生。

认识受精卵

精子与卵细胞在输卵管里结合，形成了生命的初始，也即受精卵。

随后，受精卵分裂为 2 个细胞，其后大约每隔 12 小时分裂一次，形成一个细胞"团队"。这团细胞从输卵管进入子宫时，分泌出液体，于是膨胀变成了一个空心球，就是胚泡。胎盘、羊膜和胎宝宝都是由胚泡发育而来。一般在排卵后 4 天左右，受精卵到达子宫腔，约在卵细胞脱离卵泡的第 9 天，胚胎钻进子宫内膜（着床），发育长大。一般着床于子宫体后壁比前壁略多，中线多于侧壁。

受精卵本身不会"行走"，而是靠输卵管的蠕动来到达子宫，输卵管内壁的许多纤毛，不断推动管内的液体，对输送受精卵也起辅助作用。因此，输卵管功能异常，则容易导致输卵管妊娠或者不孕。在受精卵着床过程中，有些人是会有流血现象的，但血液的色样多为淡淡的粉红色，就像月经刚刚来潮时的样子，如果是深红色或者流量较多，便要考虑是否是流产了，要及时就医。

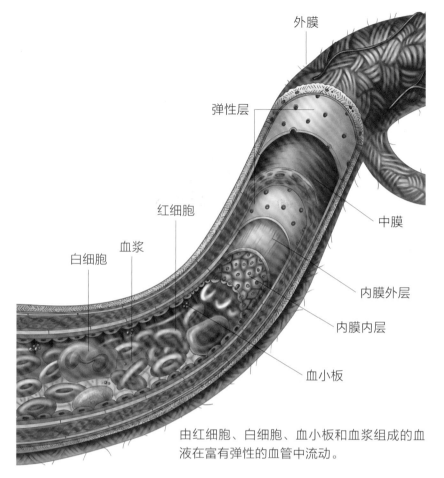

由红细胞、白细胞、血小板和血浆组成的血液在富有弹性的血管中流动。

外膜

弹性层

红细胞

血浆

白细胞

中膜

内膜外层

内膜内层

血小板

性功能与生育能力是两回事

有的夫妻不避孕很长时间也没能怀孕，去医院检查，才发现男方没有生育能力，觉得非常困惑。其实，性功能正常的男性也可以没有生育能力，因为性功能与生育能力是两回事。

在日常生活中，许多人将性功能与生育能力混为一谈，认为男性的性功能越强，其生育能力也越强，甚至还可能与生男生女有关。实际上，性功能的强弱只决定了男人主动参与性活动的积极性及其在性活动过程中的表现，并不能替代生育能力。只要男性生殖器官发育良好，性心理健全，有正常的神经内分泌活动，加上必要的性知识和性技巧，就具备了正常性功能。而男性的生育能力主要决定于睾丸内的精子数量及其质量，当男性具有一定数量形态正常且活动能力良好的精子（具有正常的"种子"）时，性功能正常，就具有了自然的生育能力。

当然，性功能与生育能力密切相关，性功能是实现生育愿望的过程。至于生男生女，尽管可以受到某些内外因素的影响，基本上也是完全的自然的选择，与性功能强弱没有任何关系。

美满的性爱增加受孕率

有研究表明，性爱质量和生育能力存在一定关系，即感情越好，性爱感受越强，怀孕概率越大，生育的孩子质量越高。这与我国古代医学家提出的"情深婴美"的理论如出一辙。

在比较完美的性爱中，男性完全兴奋起来，射出精子量会比平常多10%，而且精子活力也更好。精液中的营养物质和激素成分充足，更有利于精子游动，"赶"去与卵细胞结合。完美性爱可以使女性达到高潮，此状态下卵细胞的生命力强，女性体内激素分泌旺盛，宫颈黏液中碱性分泌物充足，子宫剧烈收缩，会使宫

腔内形成一种负压，有助于把精子"吸入"子宫颈，进而增加怀孕的概率。同时，女性高潮期间释放的催产素，还能帮助精子更顺利地与卵细胞结合。保持积极的性爱频率，尽可能确保女性在男性射精之后再到达高潮，这样精子在女性体内存活的时间会更长，受孕概率也会更高。

求子别太心切

许多备孕夫妻在决定要孩子后，会不由自主地期待快点怀上宝宝，升级当孕妈准爸。适度的期待是好的，但是有些夫妻会因为太过期待，又没有很快怀上，产生紧张的情绪。这种求子心切的心情是可以理解的，但备孕夫妻应该注意适度调节，避免备孕期情绪过度紧张。

情绪紧张会导致肾上腺皮质激素分泌过多，打乱人体激素平衡；减弱性欲，性冲动减少；导致血管收缩，限制男性制造精子时所需的血液流动；使男性精液容量降低，畸形精子数量增加；还会打乱女性正常的生理周期等。

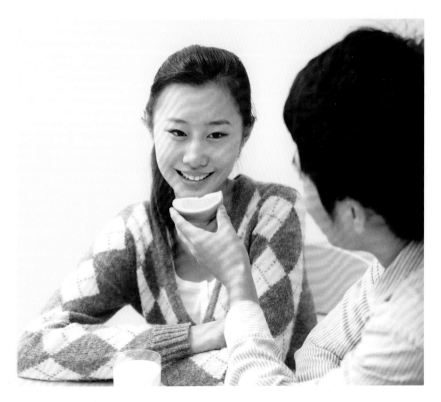

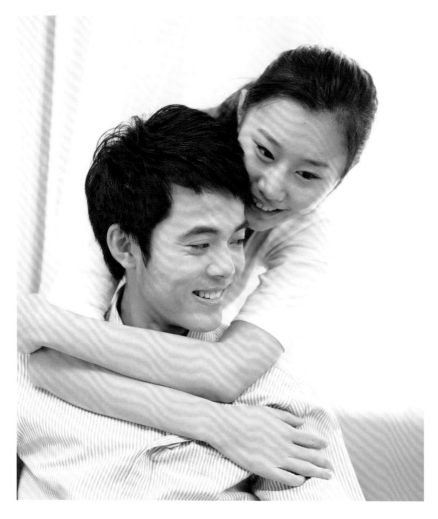

女性受孕的必备条件

受孕是一个复杂的过程，需要具备一些必要的条件。从女性的生理角度来讲，内分泌系统正常是基本要求。下丘脑—垂体—卵巢这条内分泌轴线的功能正常，卵巢才会有正常的排卵功能。有了这样的基础，就要求有相应的适于怀孕的生理结构，比如阴道口、阴道、子宫颈、子宫腔、输卵管全部畅通；宫颈黏液的黏稠度必须合适而富有营养，利于精子的生存和游入；输卵管功能良好，卵细胞进入输卵管，并在壶腹部与精子相遇、受精，受精卵能移行至子宫腔；子宫内膜正常，受精卵能在宫腔着床，宫腔内环境适合受精卵的生长发育。如以上条件之一发生异常，即可引起不孕。

男性生育的基本条件

男性能生育需要具备以下几个基本条件：下丘脑、垂体、睾丸和附属腺体系统的功能协调完备，也就是说内分泌系统要正常；生理结构要正常，如要有正常的精液输出通道；生殖系统具有正常的血液运行和神经支配，能进行性生活；最重要的是要有健康优质的精子。

精子的质量是反映男性生育能力最重要的指标，如果精子数 ≥ 4800 万/毫升，活动数 ≥ 63%，12% 以上的精子形态正常，则认为是有正常生育能力；如果精子数 ≤ 1350 万/毫升，活动数 ≤ 32%，正常精子 ≤ 9%，就是没有生育能力。

近年来，随着社会的发展，人们的生活节奏不断加快，男性在来自工作和生活的双重压力下，生育能力有所下降，不孕不育患者的数量在不断提升。这个问题应引起男士的重视，学会放松，给自己适当减压。

提高精子质量的生活方式

精子的质量关系到将来宝宝的健康，一定要重视。提高精子质量，不需要进补"山珍海味"，调整生活方式，健康生活就可以做到。

作息规律：休息不充分，睡眠不足等容易造成身体疲惫，情绪障碍，内分泌失调，从而影响性功能和精子质量。

平衡膳食：精子的生成需要多种维生素、蛋白质、钙、锌等营养素，所以男性饮食要注意品种丰富，多吃蔬菜、水果、鱼类、肉类、蛋类等，特别是含锌量较高的食物（如牡蛎）。

适度的运动能够改善身体的综合素质，能增加精子的活跃程度。不过应当尽量避免长时间的骑车、骑马等过于激烈或消耗体能的运动。锻炼贵在持之以恒，循序渐进，量力而行。

注意卫生：洗澡时注意清洗包皮内的污垢，女方感染妇科病时要共同治疗。男性生殖器官感染严重也可能发生不育。

避免伤精的习惯：比如经常泡温泉或洗桑拿浴，穿紧身牛仔裤，久坐沙发，笔记本电脑长时间放在大腿上等。

戒烟戒酒：吸烟也会让对方遭受二手烟的危害，计划怀孕要提前半年开始逐步减少烟酒。

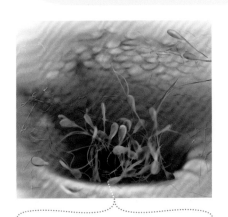

平时，男性可以自我检测一下精液的状态，如果怀疑自己的精液有问题，应及时到医院去检查。

精子质量自我检测

观察精液量： 一般男性一次射精的精液量在 2 毫升以上。如果超过 7 毫升就太多了，使得精子密度降低，而且容易从阴道中流出。如果精液量少于 2 毫升，则不利于精子进入女性子宫。

观察精液颜色： 正常精液的颜色是灰白色或略带黄色，如果是乳白色或黄绿色，就提示生殖器官存在炎症；若为红色，则可能是血性精液，常见于感染。

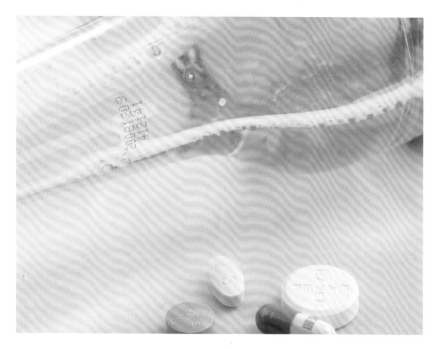

影响精子质量的因素

精子是男性生育能力的核心，但小小的精子非常脆弱，很容易受到外界因素的伤害。有些食物和不当行为，甚至可以直接扼杀精子。

香烟：研究表明，每天吸烟30支以上的男青年，精子形态发生异常变化者比不吸烟者要高出4倍还多。

酒精：酒精能使精子发育不良，降低精子活力。

废气：汽车、工厂等排出的废气里含有大量的有毒物质，最为常见的是铅，对精子的杀伤力较强。

高温："娇气"的精子处于比平常高1~2℃的环境中，就会受到影响。

农药与杀虫剂：瓜果蔬菜的表面都可能有农药残留，不经过仔细清洗就吃，很容易造成农药与杀虫剂积蓄在体内，使精子畸形，影响生育。

药物：许多药物对精子都有一定副作用，或者造成内分泌失调，同样会导致男性不育。

精神紧张：精神紧张时，神经内分泌系统就会发生改变，进而影响生殖系统功能。

看了这些危险因素，是不是觉得想要个健康宝宝，就要从现在开始养"精"蓄锐了？那么，备育男性们，赶快改变不利于精子的生活方式吧。

年龄影响精子质量

常常有男性老来得子的事情发生，让男性误以为他们的生育能力和年龄无关。其实，男性随着年龄的增长，体内睾酮水平下降，生育能力随之降低。

有研究发现，在35岁以上的女性中，丈夫年龄在45岁以上的女性怀孕时间要比那些丈夫年龄在30岁以下的增加4~5倍。随着男性年龄的增长，他们的精子数量、活力（游走速度）和质量都会下降，畸形比例增加。精子的形状非常重要，因为它与精子的基因状况有关。

如果畸形精子数量较多，那意味着宝宝出现基因异常的可能性也较大。最近几年有医学实验发现，父亲年龄偏大和几种常见的基因疾病有关，比如唐氏综合征。

提高卵细胞质量的生活细节

健康的卵细胞是宝宝健康的前提基础，是美丽和健康的根基，呵护你的卵巢，就是在保护宝宝的健康。

女性容易出现缺铁性贫血，多吃菠菜、动物内脏等高铁食品。豆腐、豆浆中含大量植物蛋白，可以促进卵巢健康。

远离烟酒：酒精会"催眠"卵巢，降低卵细胞活性，香烟中的尼古丁等毒素则可加速卵巢老化或直接危害卵细胞。

少吃止痛药：滥用止痛药可导致产前、产后、分娩时出血，有些成分还可能引起胎儿短肢畸形、阴茎发育不全。

远离辐射：尽量减少接受电磁辐射，最需要留意的是居家周围有没有电磁辐射源，如各种通信、电台、电视的发射塔或接收塔等。

适度的运动，可以促进女性体内激素的合理调配，确保受孕时女性体内激素的平衡与受精卵的顺利着床，避免怀孕早期发生流产。

保持愉快舒畅的心情，过度焦虑和抑郁会影响卵巢功能，从而影响正常排卵，导致不孕。

"卵巢保养"慎做：美容院流行的"卵巢保养"很不可靠，反而会影响内分泌水平，甚至降低卵细胞活性。

人为阻止正常妊娠容易导致子宫内创伤，使胚胎不易在子宫内着床，会增加宫外孕的概率，还有可能干扰卵巢内分泌功能，影响怀孕。

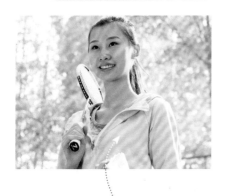

女性年龄与卵细胞质量

卵细胞的质量与女性年龄有很大关系。随着女性年龄增长，其卵细胞的年龄也在增长。卵细胞质量下降，是许多高龄女性发生不孕和流产的主要原因。

年龄超过35岁的女性，卵母细胞分裂过程中有可能发生细胞分裂错误，从而导致染色体异常。唐氏综合征就是一种染色体数目增多的疾病。较老的卵母细胞的分解错误和基因错误，还可能会阻碍受精卵正常发育，从而导致流产。

老化的卵细胞表面覆盖的透明带比正常卵细胞要厚，会阻挡精子进入，导致受精机会下降。不过，卵细胞老化的程度在每位女性身上并不是同等的，有些女性的卵细胞质量下降的速度会比其他人慢一些，而有一些则有卵巢早衰、卵细胞过早退化的表现。

孕前需检查排卵功能的女性

大部分女性只要生活方式健康，有和谐的性生活，都能怀一个健康的宝宝。但如果有下面这几种情况，而且经过一段时间仍然没有怀孕，最好做一次全面的身体检查，及早评估，必要时做相应的治疗。

1. 多次人工流产：人工流产后，妊娠突然中断，体内激素水平骤降，会影响卵细胞的质量和活力；多次人工流产，容易造成炎症，引起输卵管堵塞或蠕动异常；子宫内膜受到创伤，使受精卵难以着床。

2. 生活方式不健康：吸烟、喝酒、失眠、饮食无规律，都会影响卵巢功能，影响卵细胞质量，进而影响受孕能力。

3. 年龄超过 35 岁：年龄会影响卵细胞的质量。女性最佳生育年龄在 25~30 岁，30 岁后缓慢下降，35 岁以后迅速下降。

4. 经期过性生活：经期性生活可刺激女性机体产生抗精子抗体，引发盆腔感染、子宫内膜异位等，减低卵细胞活力。

5. 患有某些疾病：比如性传播疾病，会破坏女性输卵管功能；甲状腺功能低下症、结核病、贫血、肝病等，均可导致闭经和无排卵。

把握排卵期，增加受孕率

女性一般每月排卵一次，也就是说每月只有一次受孕机会。如果月经周期规律，女方的排卵期一般在下次月经前的 14 天。选择在排卵期或排卵期前后 1~2 天同房，就很可能受孕。因为卵细胞的存活时间为 12~24 小时，一般不超过 48 小时，受精能力可保持 12~24 小时。备孕的夫妇也不能"孤注一掷"等排卵期，毕竟排卵不是每个月都固定于某个日期，这与当时的身体状况有很大的关联。精子一般在进入女性体内 3 天内仍然存活，只是 72 小时后活动能力便会大幅下降。如果保持每周有 2~3 次性生活，就可令女性子宫颈的黏液里经常有精子活动，精子会不时向上往子宫内游，受孕机会就大大增加。

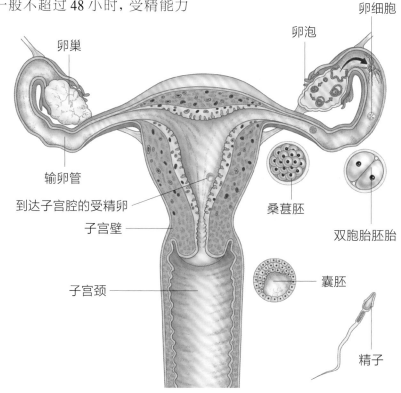

卵细胞
卵泡
卵巢
输卵管
到达子宫腔的受精卵
子宫壁
桑葚胚
双胞胎胚胎
囊胚
子宫颈
精子

受孕过程

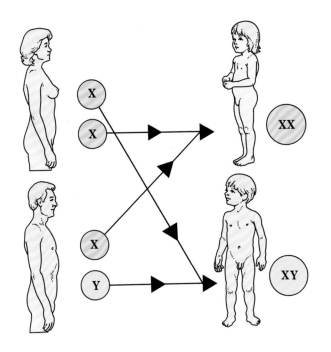

生男生女的奥秘

基因决定了人的性别。正常人有 23 对（46 条）带有独特的基因信息的染色体，其中 1 对决定性别的性染色体：女性是 2 条 X 染色体，而男性只有 1 条 X 染色体，另一条是 Y 染色体。精子和卵细胞是生殖细胞经过减数分裂而来的，也就是说各自只带了一半（23 条）的遗传信息。因此，卵细胞带了 22 条常染色体和 1 条 X 染色体，精子则带了 22 条常染色体和 1 条 X 染色体或 1 条 Y 染色体，也就是说，女性只产生 1 种类型的卵细胞（X 型），而男性产生 2 种类型的精子（X 型、Y 型）。

卵细胞与精子结合受精时，可以出现以下两种情况：卵细胞与带 X 染色体的精子结合，产生 XX 型受精卵，发育成女宝宝；卵细胞与带 Y 染色体的精子结合，产生 XY 型受精卵，发育成男宝宝。

从表面来看，生男生女由男性决定，但是哪种类型的精子能与卵细胞结合完全是随机的，并不受人们意志的支配，也和器官的功能没有联系，男女任何一方都不存在"责任"。从理论上来讲，出现男婴和女婴的概率没有什么差异，胎宝宝的性别应该是男女各占 50%，但实际情况中男孩的出生率比女孩略高一些。

双胞胎和多胞胎

一次妊娠同时有 2 个或 2 个以上胎宝宝者称为多胎妊娠，也就是说怀了双胞胎或多胞胎。

双胞胎有同卵双胞胎和异卵双胞胎之分。同卵双生是由 1 个受精卵在分裂过程中，分裂成 2 个或多个独立的胚胎细胞或细胞群体，再分别发育成不同的胎宝宝。这种分裂产生的双胞胎具有相同的遗传特征，所以，性别相同，性格和容貌也非常相似。异卵双生是 2 个卵细胞同时或相继受精，具有不同的遗传特性，发育成 2 个不同的胎宝宝，性别可能不同，容貌、性格等差异和普通的兄弟姐妹差不多。大多数双胞胎（约 75%）属于异卵双胞胎。

很多人想要双胞胎，先来看看哪些人容易生双胞胎。母亲本身为双胞胎者，其下一代为双胞胎的比例很大。母亲的影响比父亲的影响大，母亲的年龄越大，产期越多，生双胞胎的概率越高。近年来，由于促排卵药物的应用，多胎妊娠有上升趋势。

双胞胎和多胎妊娠属于高危妊娠，孕妈妈合并症、并发症较多，怀孕期间也比较辛苦。

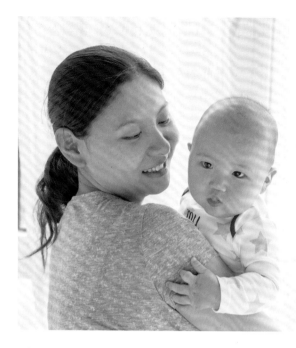

遗传现象

俗话说"龙生龙凤生凤""种瓜得瓜，种豆得豆"，说的都是遗传问题。

父母依照自己的模样生儿育女，子女保持和父母亲相同的体形和生理功能特征，而且又按原样传递给下一代，每一代都能产生与自己相似的下一代。

这种生物通过繁殖其物种生命世代连续现象，就叫作遗传。遗传是保持物种稳定和发展的一种方法。遗传的物质基础是DNA（脱氧核糖核酸）。父母通过染色体上的DNA将遗传信息传递给下一代。DNA是一类带

有遗传信息的生物大分子，又称去氧核糖核酸，主要功能是记录遗传信息。其中包含的指令，是建构细胞内其他的化合物，如蛋白质与RNA所需。带有遗传信息的DNA片段称为基因，其他的DNA序列，有些直接以自身构造发挥作用，有些则参与调控遗传信息的表达。

遗传是不分好坏的，但有些遗传相关的疾病可能会传给下一代。遗传又是相对的，虽然后代会与祖先之间保持一定的连续性，但也存在着差异，在自然和人工因素的作用下，遗传性状会发生突变。遗传和变异的结果是既保持了物种的特质，又能产生

更多的新个体，使得生物不断地向前发展。

父母的疾病可能遗传给宝宝

遗传病是指由遗传物质发生改变而引起的或者是由致病基因所控制的疾病。这些疾病完全或部分由遗传因素决定，常为先天性的，也有后天发病的，如先天愚型（唐氏综合征）、多指（趾）、先天性聋哑、血友病等。遗传病的发病表现出一定的家族性。父母的生殖细胞（精子细胞和卵细胞）里携带的致病基因，传给了自己的子女，这些子女结婚后还可能把致病基因传给下一代。遗传病分单基因或多基因遗传病，常染色体或性染色体病，有显性的也有隐性的。

常见的单基因遗传病有多指、并指、原发性青光眼、先天性聋哑、白化病、血友病等。人的身长、体型、智力、肤色和血压等均为多基因遗传，唇裂、腭裂等是多基因遗传病。此外，还有一些疾病受多基因遗传和环境因素的双重影响，如哮喘病、精神分裂症、糖尿病、高血压、高血脂、肥胖等。

宝宝的智力遗传于父母

智力与遗传是有一定关系的。一般而言，爸爸妈妈的智商高，宝宝的智商也较高。但是后天的教育、学习和营养等因素对智力发育也有一定的促进作用，只有先天和后天相结合，才能将宝宝的智力提高到最大限度。

智力是遗传和环境相互作用的结果，脑细胞发育至少与数百种基因有关，遗传物质决定脑细胞的发生和表达。先天愚型、苯丙酮尿症等严重影响智力的遗传病，都有染色体或基因的异常，迄今为止，有智力缺陷的遗传病至少已发现数百种。女性怀孕、分娩时的环境以及后期家庭环境的不同，也可能造成儿童在智力发育上的差别，从而导致智商各不相同。后天环境决定了遗传潜力的表现，所以智力是遗传和环境等内因和外因双重作用的结果。正常情况下，遗传因素决定的智力差异在大多数人身上并不明显，积极创造后天的良好环境，并通过自己的勤奋努力，每一个人的潜力都能得到充分发挥。

智力是包括语言、认知、判断、计算、逻辑、思维等多种能力的综合性状，某种能力差不等于其他能力也差，不能因为孩子某一项能力弱，就定性为智力低下。

宝宝的性格受基因和环境影响

一般来说，在每个人身上都或多或少地能够隐约看到其性格中的某些方面与他们的父母相似。科学研究表明，如果从父母一方获得的遗传物质 DNA 可以确定子女的身体特征，那它也会影响他们性格的某些方面。因此，像内向、胆怯或者外向这些性格表现都是从母亲或父亲的基因中遗传下来的。也有研究表明，母亲的基因对孩子智力的发展起着决定性作用，而父亲的基因则主要影响易感性和情绪。

除了遗传因素，环境对个性的发展也起着极其重要的作用。随着孩子渐渐长大，在社会生活中接触范围的扩大，他的性格受环境的影响也日益加深。在现实中，绝大多数人的性格为混合型，性格再开朗的孩子也有内向的时候，而急躁的孩子在处理事情中也会表现出冷静的一面，但性格基调是开朗或是内向，将很难改变。虽然多数父母希望自己的孩子开朗、活泼，但事实上，不同的性格各有利弊，不能断然认为孰好孰坏。

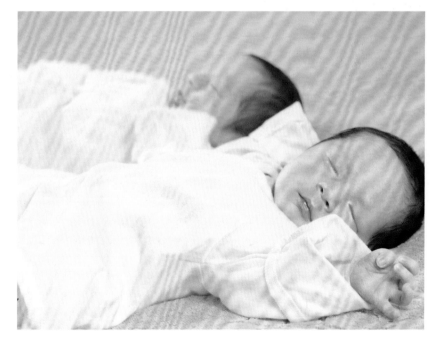

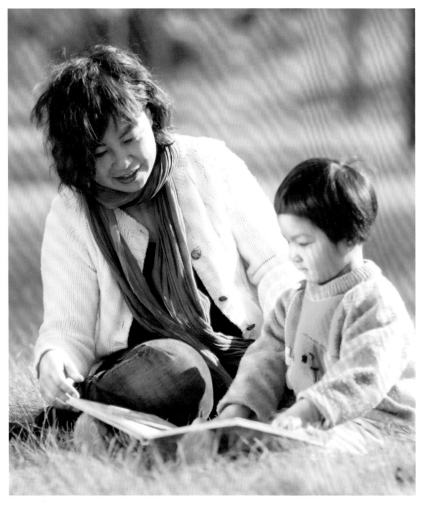

"母女相传"的疾病

研究证实，多种疾病容易在母女间遗传。多了解这些具有"母女相传"倾向的疾病，可以让我们及早预防，远离疾病。

乳腺癌：家族遗传患病率比常人高7~8倍。乳腺癌是一个具有明显遗传特征的疾病，如果一个家族中不止一人患有乳腺癌，就应当怀疑是否为遗传性乳腺癌。

抑郁症：母亲有情绪不稳定的疾病，有10%的可能性会传给女儿。

超重：肥胖有25%~40%是遗传因素所致，女性的体重、体型与其母亲相关性比父亲大。

骨质疏松：母亲患有骨质疏松疾病，女儿患同样疾病的概率会很高，也更有可能患骨折、驼背等疾病。

"传男不传女"的遗传病

有一类疾病是由性染色体X上的基因决定的。女性有2条X染色体，男性只有1条。如果某种疾病是X染色体上的隐性基因所致，那么在女性体内可能被另一条X染色体上的显性基因所掩盖，而Y染色体上没有与之对应的基因，因此X染色体上携带的致病基因将很容易地被表达出来。比如秃头，父亲遗传给儿子的概率是50%，外公遗传给外孙的概率是25%。再比如血友病，是典型的伴性遗传疾病，只有男孩会患病。女性基因携带者会把致病基因传给后代，其中男性后代50%可能患病，女性则只是致病基因携带者。

> 夫妻双方孕前检查很有必要，遗传性疾病种类繁多，不是日常的观察能够确诊的，通过孕前检查可以尽早发现夫妻双方是否存在遗传病的情况。

地中海贫血症

地中海贫血症在我国是发生率较高的一种遗传性血液病。这种病目前只有骨髓移植一种根治办法，而在根治前患者每月都需要输血一次，医疗费用昂贵，医治不及时还会有严重后果。

轻型地中海贫血症一般没有明显症状，也不需要特别治疗。中度和重度地中海贫血症则危害严重，如果不及时输血，将会造成患者颧骨突出、鼻梁塌陷等面部畸形，还会伴随肝脾肿大引起的腹部肿大，严重的还将危及患者的生命。所以重型地中海贫血症患者需要从几个月大时就开始每个月进行输血治疗，然而经常输血会使患者心脏和肝脏等内部器官铁含量过多而受到伤害。

一般情况下，这种病为隐性遗传病，父母中的一方或双方为基因携带者，却并无明显症状表现。从遗传概率角度来说，夫妻双方都是地中海贫血病基因携带者，则其子女只有 25% 的概率为正常孩子。

过度手淫可造成不孕

适当手淫从生理角度来讲是有益的，其本身不会导致不孕，但是如果过度手淫就会影响生育，而且容易产生一些心理疾病，严重者还会导致不孕不育。

过度手淫可能会造成一些泌尿生殖系统疾病等。

主要表现为意志消沉、记忆力减退、注意力不集中、理解力下降、失眠、多梦、头昏、心悸。

有慢性前列腺、尿频、下腹及会阴部不适、腰酸无力、性欲减退，阳痿早泄等症状。

大龄男女孕育隐患多

女性过度晚婚晚育，不仅会增加女性自身患病的风险，还会对胎宝宝产生不利影响。

• 女性在怀孕和哺乳期，卵巢、子宫内膜都处于休息状态，等于"放了个大假"。年龄越大，卵细胞受各种射线和有害物质的伤害就越多，其遗传物质发生突变的机会也会增多。生育时间太迟，意味着卵细胞已经过了最佳"保质期"。

• 男性 27~35 岁是生育的最佳年龄，男性 30 岁左右睾丸组织就开始出现退行性改变，以后随着年龄增长，生育力逐渐下降。所以，大龄孕育隐患很多。

不宜或慎重怀孕的情况

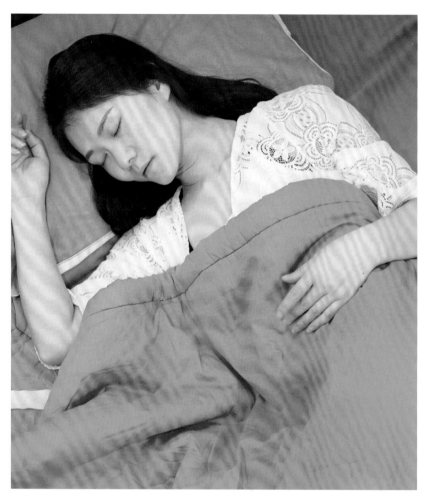

身体疲劳不宜怀孕

备孕夫妻在极度疲劳的情况下受孕，对胎宝宝的健康发育是十分不利的。劳累会使男性精子的质量明显退化，而且男性的睾丸对外界刺激也更敏感，更易受到不良影响。

怀孕前夫妻两人要做好心理准备，但是身体准备也是十分必要的。比如，工作过于紧张疲劳时不宜受孕。特别是婚礼期间，新婚夫妇忙于操办各种事物，双方的体力消耗较大，生殖细胞质量均下降，此时应该加强避孕措施。引起疲劳的生活因素还有很多，比如剧烈的体育活动、过度的体力劳动、较大的工作压力等，怀孕都应避开这些时间。

不宜在旅途中受孕

在旅途中夫妻都会体力过度耗损，加之生活起居没有规律，经常睡眠不足，每日三餐的营养也容易不均衡。生活无规律，心情紧张，精神及身体都很疲劳，机体抵抗力也会下降。这些不仅会影响受精卵的质量，还会反射性引起子宫收缩，使胚胎的着床和生长也受到影响。

在对 200 例蜜月旅游受孕的夫妻调查中发现，先兆流产率达 20%，胎儿畸形达 10%，均大大超过正常情况。

因此，即使在旅途中也要注意采取避孕措施，以免意外受孕。

接受 X 射线照射，不宜立即怀孕

X 射线是一种波长很短的电磁波，它能透过人体组织，使体液和组织细胞产生物理与生物化学改变，可能引起不同程度的损伤。

X 射线每次对人体照射的量虽然很小，但很容易损伤人体内的生殖细胞。因此，备孕期间不宜接受 X 射线照射。

如果不小心已经做了 X 射线透视照射，尤其是腹部，过 3 个月后怀孕较为安全，最短也需要 1 个月。

除了备孕女性和孕妈妈之外，育龄女性在月经期也不宜做 X 射线检查，最好在月经后 10 天内进行。

必须要做 X 射线检查时，要屏蔽腹部。做完 X 射线检查后，要补充富含维生素 C 的食物。

如果某月的月经较预定时间来得晚，有可能已怀孕，而又有必要进行 X 射线检查，此时一定要告诉医生有可能怀孕和自己有怀孕打算。医生会告诉你可否进行 X 射线检查。

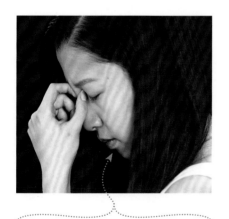

备孕女性如果长期抑郁，很不适合怀孕，同时也会使怀孕的概率下降。

长期抑郁不适合怀孕

66 当备孕女性感到压力大，或者心情不好的时候，可以出去散散心，或是去旅游，换一个环境，换一种心情。这样生出来的宝宝才会健康。 99

66 如果心情一直都郁闷，就算怀孕了，糟糕的情绪也能通过胎盘传递给胎宝宝，不利于胎宝宝的发育和成长。 99

不久就匆匆怀孕,是很危险的,很有可能再次发生宫外孕,因为重复异位妊娠的发生率在15%左右。

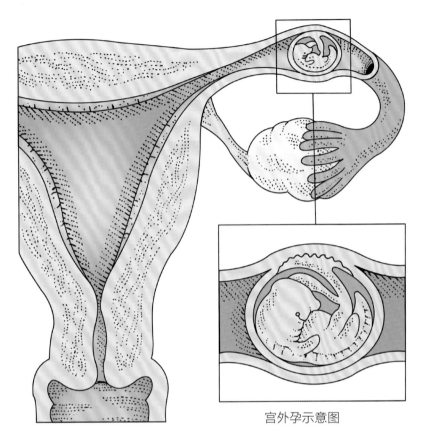

宫外孕示意图

葡萄胎手术后2年才能怀孕

葡萄胎是指胎盘绒毛基质微血管消失,绒毛基质积液形成大小不等的泡,形似葡萄。葡萄胎被清除后,并不一定是完全治愈,原已隐蔽在静脉丛中的滋养层细胞经过一段时间后(多为1~2年)可重新活跃,甚至发生恶性变化。因此,对葡萄胎手术后的患者,应定期随访,对早期发现的恶变及时进行治疗,争取较好的治疗效果有着极为重要的意义。葡萄胎清宫后,至少要定期随访2年才能再次受孕。

流产、宫外孕半年内不宜怀孕

人工流产手术,主要是通过负压吸引或刮去妊娠物的过程。女性的子宫内膜会受到一定程度的损伤,要使内膜恢复正常,需要有一个过程。一般流产后至少半年,甚至1年的时间,才可尝试再次受孕。

如果是反复自然流产,应该查清原因后再考虑怀孕。患过宫外孕的女性,其输卵管常常不是完全畅通的,在宫外孕治愈后

子宫内膜的厚度在一个月里的排卵期和月经期等不同的时间里是有变化的。它就是一直不停地从很薄慢慢变厚,然后月经期脱落,又从很薄开始变厚这一循环过程。

子宫肌瘤术后再怀孕要看情况

子宫肌瘤是由子宫平滑肌细胞增生而形成的，它是女性生殖器官中最常见的良性肿瘤。

做子宫肌瘤手术后多久可以怀孕，与剔除肌瘤的数目多少、肌瘤大小及肌瘤部位有关。如果肌瘤不多，又在浆膜上（子宫外壁），子宫肌瘤术后半年就可以怀孕；如果肌瘤比较大，数目又多，就需要避孕1年，然后在肌瘤复发前早日怀孕。

子宫肌瘤剔除术后怀孕者，应及时到医院做相关检查，因为此类人群分娩过程中出现异常的可能性比正常子宫者多，需密切观察。子宫肌瘤剔除术后可能会复发，因此在产后还应定期随诊检查。

剖宫产后间隔2年再怀孕较安全

剖宫产手术是剖开腹壁和子宫，用以分娩出婴儿。

子宫被切开后，修复需要一个过程，而且伤口处愈合后是结缔组织，也就是瘢痕。

剖宫产后过早怀孕，子宫随着胎宝宝发育不断增大时，新愈合瘢痕处容易破裂。

经过2年的愈合，再次妊娠相对而言比较安全。

原有基础疾病在医生指导下怀孕

患某些慢性病的女性，在怀孕之前应该详细咨询医生，医生可能要对其是否适宜怀孕，是否需要更换治疗所用的药物做出综合评价。

• 很多疾病在治疗期间是不宜怀孕的。首先，很多药物有致畸作用，对胎宝宝发育不利；其次，在治疗期间怀孕会使母体的疾病加重；另外，疾病本身对胎宝宝的发育也有害。

• 生殖系统疾病，有些虽然不严重，也要治愈后再怀孕。比如，细菌性阴道炎有可能引起胎膜早破、胎宝宝流产，或对胎宝宝的正常发育不利；宫颈息肉对日后的分娩也会有不良影响。

疾病防治

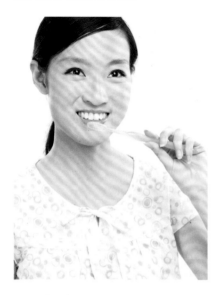

口腔疾病对胎宝宝的危害

孕期的口腔疾病会危害胎儿的正常发育，备孕女性最好提前做一次全面的口腔检查。

牙周病：孕期牙周病越严重，发生早产和新生儿低体重的概率越大。怀孕前应该消除炎症，去除牙菌斑、牙结石等局部刺激因素。

龋齿：龋齿即蛀牙。怀孕会加重龋齿的发病，但是孕期治疗受限，孕前未填充龋洞可能会发展至深龋或急性牙髓炎，剧痛会令人辗转反侧，夜不能眠。调查显示，母亲有蛀牙，下一代患蛀牙的可能性也大大增加。所以，孕前治愈蛀牙，对自己和小宝宝的健康都有益。

阻生智齿：无法萌出的智齿上如果牙菌斑堆积，四周的牙龈就会发炎肿胀，随时会导致冠周炎发作，令你的腮部肿胀，张口困难，无法进食，甚至有可能会出现其他口腔疾病。

残根、残冠：如果怀孕前有残根、残冠而未及时处理，孕期就容易发炎，出现牙龈肿痛，应该及早治疗，或拔牙，或补牙，以避免怀孕期间疼痛。

给牙齿做个体检

人体是一个完整的系统，一个器官的病变也必将影响到其他器官，在孕期更是如此。男性患有牙周炎，也将影响到精子质量。所以，怀孕前，夫妻双方应给牙齿做个体检。

孕前牙检主要包括对牙周病、龋齿、冠周炎、残根、残冠等情况的检查。女性在孕期时，体内雌性激素分泌量会迅速增加，牙龈中的血管会发生增生，血管的通透性增强，牙周组织变得更加敏感。原本不太严重的牙龈、牙周疾病等会加重，导致牙齿松动、牙周肿胀等，易引发早产或导致新生儿低体重，所以，应在孕前就消灭这些潜在的隐患。最好是能洗一次牙，把口腔中的细菌去除掉，确保牙齿的洁净，保护牙龈，避免孕期因为牙斑菌、牙结石过多而导致牙齿问题。

孕前预防感冒

感冒是由病毒引起的急性上呼吸道感染。病毒感染对胎宝宝的影响很大，所以在备孕期间和孕期尽量不要感冒。

预防感冒是关键。定时进行户外活动，以增强对冷空气的适应能力；大量喝水，多吃蔬果；保证充足的睡眠；少去人多拥挤的密闭空间；远离可疑感冒的人群；不要揉鼻子，以防破坏鼻黏膜，避免把手上的病菌直接从鼻子揉进呼吸道。

如果备孕期间感冒了，可以去医院检查，没有怀孕最好先暂停怀孕计划，待感冒治愈、身体完全恢复之后再继续怀孕计划。如果确实已经怀孕了，医生会针对早孕期的感冒进行治疗。

预防妊娠糖尿病

妊娠糖尿病是指在怀孕后才发现高血糖的现象，其发生率为 1%~3%，近年来达 10%。糖尿病除了该病本身对孕妈妈的健康造成损害，其并发症的危害程度也不可小觑。

羊水过多症：随着妊娠月数的增加，患病率增高，大约为 10%（没有糖尿病的妊娠在 1% 以下）。

子痫前期：发病率占 30%，而没有糖尿病的妊娠发生率是 5% 左右。

早产儿的夭折：糖尿病孕妈妈早产儿的死亡率是正常情况的数倍。

婴儿体重过大：健康的孕妈妈产下过重婴儿的概率在 5% 以下，但是有糖尿病的孕妈妈巨大儿发生率可高达 20%~25%。

本身患有糖尿病的女性如果怀孕的话，必须接受内分泌科和妇产科医生的监管，制订严格的饮食、药物控制和严密的检查与生产计划。

适量运动、散步、打球等运动可降低患病概率。如果发现血糖偏高，就要马上看医生，并制定治疗方案。

预防妊娠糖尿病要从孕前做起，多吃蔬菜和全麦食品，少食脂肪。水果中糖类的含量也较高，应该有限度地摄取。

先天性畸形：健康的孕妈妈生畸形儿的大约占 1%，而患糖尿病的孕妈妈则占 6% 左右。

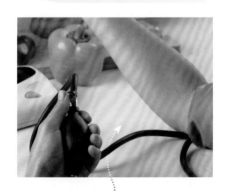

怀孕时受精神紧张、气候寒冷等因素影响，女性很有可能患上子痫前期，孕前血压本身就高的女性患上此病的可能性更大。

控制好血压

子痫前期有可能造成早产、胎死宫内或胎盘早期剥离，对孕妈妈也有很大的危害。所以，孕前血压的正常显得尤为重要。最理想的孕前血压为 120/80 毫米汞柱以下。

影响血压的因素主要有遗传、体重增加、高盐饮食、饮酒、工作紧张、精神负担重、生活无规律、长期熬夜、睡眠或休息不足。此外，人体缺钙也是高血压病多发的主要原因之一。

家族病史询问：医生会详细询问体检者和家人以往的健康状况，特别要重点询问精神病、遗传病等，必要时要检查染色体、血型等。

男性生殖器官检查

良好的受孕环境决定于健康的性生活质量，备育男性性器官出现任何异常的情况都应该引起足够重视。所以，孕前检查很有必要。要检查有无先天性生殖器官畸形，如严重睾丸发育不良。生殖器官是否存在急性、慢性炎症，如睾丸炎、附睾炎、急慢性前列腺炎、急慢性精囊炎等。生殖器官有无皮肤病，如阴茎部的疣、阴囊湿疹等。生殖器官肿瘤，如睾丸肿瘤、阴茎瘤、前列腺癌等。泌尿系统是否存在感染，如尿道炎、膀胱炎等。

生殖器官健康是正常性生活的前提，是要个健康宝宝的关键环节之一，要注意细心呵护。注意生殖器官清洁卫生，做到每天清洗包皮内的污垢。避免阴囊处在高温状态。

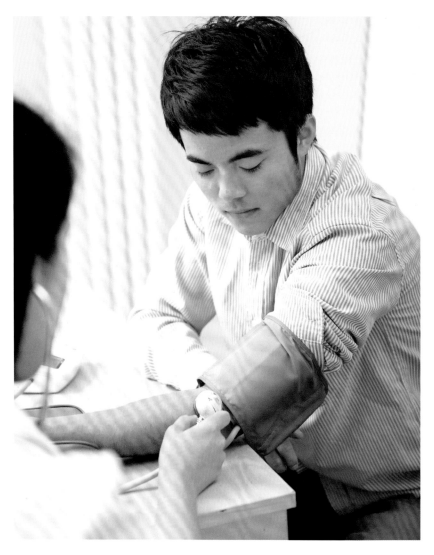

男性育前检查

精液检查：通过检查精液，可以检测精子活力、是否少精或弱精、精子畸形率、精子死亡率，是否有前列腺炎等。

生殖系统检查：男性泌尿生殖系统的疾病对下一代的健康影响极大，因此这个检查必不可少。

全身检查：血压、血脂、肝功能等也需要检查，以了解基础健康状况。梅毒、艾滋病等传染病检查在有些时候也是很有必要的。

精液检查

生一个健康宝宝首先要保证具备健康的精子和卵细胞，因此备育男性需要做的检查中最重要的就是精液检查。精液检查通过以下指标来确认：

精液颜色：正常精液为灰色或乳白色。淡黄色见于排精时间间隔长者。棕红色见于精囊炎症、精囊肿瘤、前列腺炎症。

精液气味：正常精液具有一种特有的腥臭味，该气味由前列腺产生。

液化：正常精液刚射出时呈稠厚的胶冻状，并于3~30分钟后液化，化为稀薄的液体。反之则不正常。

精液量：正常为2~6毫升，少于2毫升或多于6毫升均为异常。

存活率：精子死亡率超过50%，精子活动力低于60%，都可引起不孕。

精子形态：如果精子的畸形率超过20%，生育力可能会受到影响。

白细胞：白细胞量增多表明生殖道或副性腺存在感染，比如前列腺炎。

酸碱度：正常pH为7.0~7.8。

检查注意事项

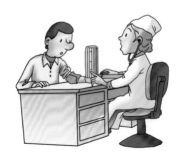

为保证检查的顺利进行，备育男性应该注意一些问题。

" 男性在孕前检查前，要注意保证规律的生活方式，要避免熬夜，要劳逸结合，适当进行体育锻炼。 "

" 检查前三天不要抽烟喝酒，不要吃油腻、糖分高的食物。检查前3~5天不要有性生活，禁欲时间太短或太长都有可能影响精子的品质。 "

女性孕前检查

常规血液检查：通过这项检查可以知道有无贫血，凝血功能怎样，是否有病毒或细菌感染等。

传染病指标：梅毒会影响胎宝宝，艾滋病尚无彻底治愈的办法，乙肝也会经过胎盘或分娩时感染给胎宝宝，这几种传染病孕前需要检查。

病毒检查：如果受到病毒感染，则治愈后还需 3 个月以后才能怀孕。

子宫颈刮片检查：宫颈癌的发病率不低，一个简单的子宫颈刮片检查就可以查出来。

女性孕前检查项目

以下检查仅供参考，因所选医院、医疗设备不同，会有差异。

检查项目	内容	目的	方法
生殖系统	白带常规	筛查各种阴道炎症和性病	宫颈 HPV TCT 检查
脱畸全套	TORCH 四项	避免妊娠期感染病毒或弓形虫而引起流产或胎宝宝畸形	静脉抽血
传染性疾病	乙肝全套，加血糖、胆汁酸等	了解是否有传染性疾病	静脉抽血
尿常规	尿检诊断	肾脏疾患，避免影响怀孕	尿检
口腔检查	洁牙、拔牙	避免孕期牙病治疗对胎宝宝产生不良影响	口腔检查
妇科内分泌检查	包括雌性激素等 6 个项目	诊断各种可能导致不孕的激素原因	静脉抽血
ABO 溶血	血型 ABO 溶血滴度	避免发生新生儿溶血症	静脉抽血
染色体异常	细胞检测	检查遗传性疾病	细胞采样

白带检查

白带可以说是女性生殖系统健康与否的预报器，女性朋友千万不要忽略了对白带的自查。孕前白带异常的女性，若不加治疗，怀孕后病情会加重，而且在分娩时很有可能通过产道将病菌感染给宝宝。

正常的白带平时是没有味道的白色稀糊状液体，排卵期间变成鸡蛋清状的稀薄液体，经期味道会有所改变。正常的白带对阴道有湿润和保护作用。异常的白带预示着可能患有妇科疾病，要认真对待。

白带异常怎么办

如果孕前发现白带异常，要及早检查和治疗。到任何一家正规医院做个妇科常规检查，都可以查出白带异常的原因，并在医生的协助下进行对应治疗。做好日常防护，可以防止细菌侵入阴道，上行至子宫，引起各妇科器官病变而导致白带异常。以下几点会对你有所帮助。

1. 个人贴身物品，如内裤、泳裤要单独放置。

2. 少去公共浴池、泳池。在外住宿，自带随身衣物，少用他人或旅馆提供的浴巾、衣物等。

3. 采用淋浴，最好不用盆浴。

4. 贴身衣物要勤洗勤换，并在阳光下晒干。

5. 每天用温水（开水晾温）清洗外阴和阴道口，除非是医生开的处方，否则不要用任何洗液，它们会破坏阴道自身的酸碱平衡。

清洗外生殖器的用具也要保证清洁、卫生，盥洗盆最好用玻璃质地的，棉质毛巾必须是专用的；每次清洗完外生殖器后，要将盆和毛巾也清洗干净，每次使用前要用开水对其消毒。

白带性状	可能疾病
大量无色透明黏性	慢性宫颈内膜炎、卵巢功能失调、阴道腺病等
白色或灰黄色泡沫状白带	滴虫阴道炎，常伴有外阴瘙痒
凝乳状白带	念珠菌阴道炎，常伴有严重外阴瘙痒或灼痛
灰色鱼腥味白带	细菌性阴道炎
黄色或黄绿色脓样白带	滴虫或淋菌等细菌性阴道炎、宫颈炎，也有可能是宫颈癌或阴道癌
血性白带	宫颈息肉、子宫黏膜膜下肌瘤，或宫颈癌、子宫内膜癌
水样白带，通常伴有奇臭	子宫宫颈、阴道、卵巢的癌变

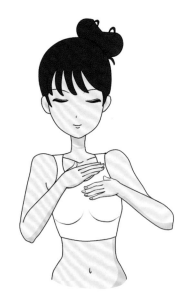

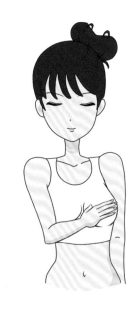

乳房检查不可或缺

健康的乳房才可以进行母乳喂养。孕前进行细致的乳房检查，排除可能的疾病，可以为母乳喂养打下良好的基础。乳头凹陷会影响将来哺乳。通过按摩、提拉等方式可以改善乳头凹陷，但这些措施只能在孕前使用，怀孕后再做就会刺激子宫引起宫缩。乳腺有炎症也要在怀孕前治愈，以免治疗用药影响胎宝宝。特别要注意的是，怀孕前，如果乳房有包块、溢液或其他异常情况要尽早检查，排除乳腺癌。因为怀孕后激素水平、免疫功能发生改变，

肿瘤生长会加快，治疗难度也会增大，影响孕妈妈和胎宝宝的生命安全。即使是乳腺增生、囊肿等，为保险起见，最好也要在孕前做一次乳腺筛查，这样既能尽早发现病变，又能及时治疗。

乳房自检方法

将每月的固定一天定为自检日，这样可以让自检更有规律，也更容易发现异常。自己可以采用以下三种姿势视检：站在镜前，双手下垂；抬起双手，手指交叉置于脑后并向前压；双手叉腰，双肩和双肘尽量往前伸。在

这三种状态下，仔细观察乳房的形状、色泽、乳头分泌物、乳头凹陷程度等有无异常。

也可通过以下三种方式触检：垂直式，双手上下滑动全面检查乳房；辐射式，从乳头向四周辐射状全面检查乳房；环式，从乳房外缘环式向乳头方向移动手指，全面检查乳房。最后别忘了检查双腋下。

乳房的日常呵护

1. 选择合适的文胸。文胸过松会使乳房组织松弛，影响乳腺发育；过紧又会压迫乳房，使血液循环不畅。因此，要选择有较宽肩带并且罩杯大小合适的文胸。

2. 健胸小动作。十指并拢，双手于鼻前对击，手和肘要始终保持水平状态，手指要夹紧，同时嘴角呈微笑状。重复 10 次。此动作可使胸部脂肪组织和腺体得到锻炼，变得紧实。

3. 纠正凹陷乳头。凹陷的乳头会给哺乳造成不便，最好提前加以纠正。用温热的水清洗乳头之后，局部涂抹油脂，用手指轻轻按摩乳头、乳晕，并轻轻向外拽拉乳头，每天 1~2 次，可较好地纠正平坦或凹陷的乳头。

遗传学咨询和检查

为了减少遗传病患儿的出生，保证后代的健康，如果有下面这些情况，应该及早进行遗传咨询。遗传学咨询主要是由医生来解答咨询者提出的关于遗传方面的问题，医生会对其生育问题给出指导意见。如有必要，可以做基因检测，即提取患者的 DNA 做进一步的诊断。

备孕夫妻自己是遗传病或发育畸形患者。

家庭成员中有遗传病或发育畸形。

备孕夫妻曾经生过畸形儿或者智力低下儿。

有原因不明的习惯性流产或死胎经历。

夫妻血型不合。

备孕女性年龄在 35 岁以上。

孕期服用致畸药物的孕妈妈。

有致畸物质和放射物质接触史。

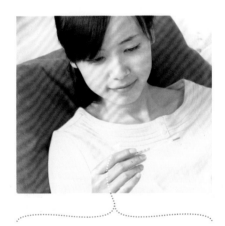

女性性激素主要包括雌性激素和孕激素。雌性激素分泌不足往往说明卵巢排卵功能不良；孕激素不足往往说明女性的黄体功能不足或卵巢发育不良等。

雌性激素与孕激素检查

雌性激素最好是在月经来临的第 3 天去医院空腹抽血检查，抽血前需静坐 20~30 分钟。也可以通过测量基础体温来判断孕激素水平，主要是测量排卵后的基础体温。排卵后体温比平时高 0.3~0.5℃，应持续有 14 天左右。

规律健康的生活，性生活和谐，有利于提高体内孕激素水平。有些食物富含雌性激素，如大豆、小麦、黑米、扁豆、葵花子、茴香、洋葱等，可以适当多吃。

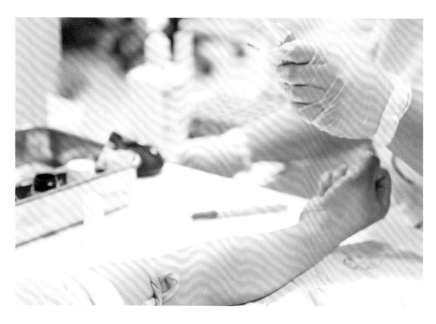

孕前和产前基因检测

有些女性一再流产，好不容易保胎成功，却生下了一个有缺陷的宝宝。殊不知，夫妻两人可能都带有致病基因，如果孕前做基因检测，就可以进行医学干预，预防宝宝的出生缺陷。TORCH病原体很容易引起出生缺陷，它能通过胎盘感染胎宝宝，致使孕妈妈子宫内胎宝宝停止发育或发育异常造成先天缺陷、畸形、死胎，但女性在怀孕前或孕期感染后，症状不明显，很难发现。

孕前通过对夫妻双方基因检测，以及女方 TORCH 病原体筛查，就能够及时发现问题。在孕早期进行先天性愚型等出生缺陷的筛查，如唐氏筛查可对筛查结果进行科学有效的干预。在怀孕 10~12 周时进行胎宝宝耳聋基因检测，对其结果进行医学干预，可以避免聋哑儿的出生。

备孕女性应提前接种的疫苗

为了预防孕妈妈在怀孕期间感染某些疾病，而对胎宝宝产生不利的影响，最好提前接种疫苗，以免在怀孕期间造成麻烦。

风疹疫苗：孕期感染风疹病毒，容易在早孕期发生先兆流产、流产、胎死宫内等严重后果，也可能会导致胎宝宝出生后先天性畸形或先天性耳聋。接种要在孕前 3 个月或更早进行。

乙肝疫苗：乙肝病毒能通过胎盘屏障直接感染给胎宝宝。乙肝疫苗接种需要三次，从第一针算起，在此后 1 个月时注射第二针，在 6 个月时注射第三针。所以要在孕前 9 个月开始进行注射。

甲肝疫苗：孕期因肝脏负担加重，抵抗病毒的能力减弱，极易被感染。经常出差或经常在外面就餐的女性，更应该在孕前注射疫苗。接种至少要在孕前 3 个月进行。

流感疫苗：流感疫苗抗病时间只能维持 1 年左右，且只能预防几种流感病毒，如果预期怀孕时间在流感高发期内，可根据自己的身体状况自行选择。接种至少在孕前 3 个月进行。流感疫苗不是打得越多越好。

水痘疫苗：孕早期感染水痘，可致胎宝宝先天性水痘或新生儿

备孕女性怀孕前接种疫苗，对自身和胎宝宝的健康都有好处，但一定要在医生建议下接种。

水痘;孕晚期感染水痘,可能导致孕妈妈患严重肺炎。接种疫苗至少在受孕前 3~6 个月进行。

顽固便秘不是小问题

排便次数明显减少,每 2~3 天或更长时间一次,没有规律,粪质干硬,常伴有排便困难感,这就是便秘。很多女性以为便秘是小问题,但如果怀孕后仍然便秘(怀孕可使原有便秘加重),害处便会很多。

1. 长期便秘,肠道毒素堆积,对发育中的胎宝宝影响严重,甚至可导致畸形的发生。

2. 费力排便时腹压明显增加,易引起子宫收缩,严重的可导致流产、早产。

3. 久坐排便,突然体位改变,可使孕妈妈出现体位性低血压,晕倒在地。

4. 如果合并胎盘低置或盆腔肿物,腹压的增加可以导致阴道出血,盆腔肿物扭转而导致腹痛等。

5. 有的便秘在孕妈妈分娩时,堆积在肠管中的粪便会妨碍胎宝宝下降,引起产程延长甚至难产。因此,要加强体育锻炼,多吃新鲜蔬菜和水果,必要时需药物治疗,在孕前就要"赶跑"便秘。

孕前治愈痔疮

女性怀孕后,机体分泌的激素易使血管壁的平滑肌松弛,增大的子宫压迫腹腔的血管,这样会使怀孕女性原有的痔疮加重,或出现新的痔疮。因此如果原来有痔疮的女性,在怀孕前应积极治疗痔疮。

合理饮食,避免因暴饮暴食而造成直肠的压力过重。少食多餐,避免吃辛辣、酸性等刺激性食物,精细搭配。

注意肛门局部清洁,坚持每天进行温水坐浴,按摩肛周组织,避免久坐不起。

每天有意识地进行 3~5 次提肛,可以收到不错的效果。

月经不调要尽早调理

月经不调是指月经周期或出血量异常,而月经前、经期时的腹痛等也算是月经失调。月经正常与否是女性内分泌系统和生殖系统功能是否正常的表现。月经量过多或过少都有可能引起不孕。

- 子宫肌瘤、白血病、血小板减少性紫癜等病,也有可能引起月经过多,从而影响怀孕。月经过少可能提示卵巢先天性发育不良或后天性功能过度抑制,最终导致卵巢排卵功能障碍和子宫内膜增生不足,从而影响生育。

- 渐渐加重的痛经提示可能有子宫内膜异位症,此疾病也可导致不孕。所以,月经不调在孕前就应该调理好。

- 应该避免熬夜、过度劳累,作息要规律;避免经期冒雨涉水,使小腹受寒;多吃含有铁和滋补性的食物;调整自己的心态,减轻压力,保持情绪平和。

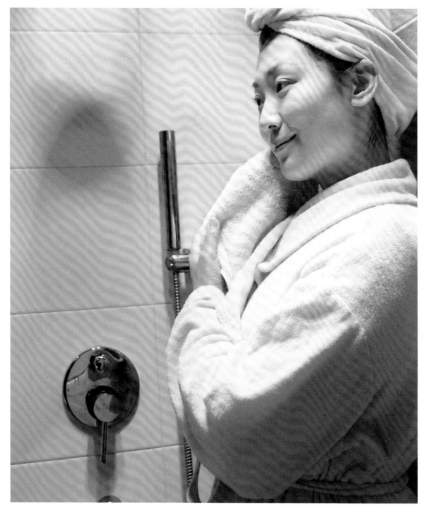

阴道炎患者要保持外阴清洁干燥，避免搔抓；治疗期间禁止性生活；也不宜食用辛辣刺激性食物。

宫颈炎影响受孕

宫颈炎一般不会影响怀孕，但是如果炎症较重，会影响宫颈功能，会对怀孕造成影响。重度宫颈炎患者常有阴道分泌物增多，白带黏稠，有时候呈脓性，使阴道内环境改变，炎症细胞增多，非常不利于精子通过子宫颈管。

宫颈炎可采用阴道灌洗、局部上药、中药治疗、物理疗法等方法治疗。生活上要注意性生活卫生，避免人工流产，以减少人为的创伤和细菌感染的机会，并定期做妇科检查，以便及时发现宫颈炎症，及时治疗。

阴道炎早治疗

阴道炎是女性常见病，感染的微生物可以是念珠菌、细菌或滴虫，症状各有不同。阴道炎都会导致阴道分泌物增多，影响精子在阴道内的地穿行，对怀孕有一定的影响。真菌性阴道炎在怀孕后可能加重；如果是比较严重的阴道炎，若不及时治疗，胎宝宝就会被感染，皮肤上会出现红斑疹，脐带上出现黄色针尖样斑；若胎宝宝从阴道分娩，部分新生儿可能会出现鹅口疮和臀红。因此，有阴道炎的备孕女性还是在治愈后再怀孕比较好。

> 备孕女性如果有妇科炎症，并伴有月经不调，一定要重视起来，有可能会影响到受孕。

子宫肌瘤酌情处理

子宫肌瘤根据肌瘤生长位置分为黏膜下肌瘤、浆膜下肌瘤、肌壁间肌瘤。一般浆膜下肌瘤对于受孕的影响比较小；黏膜下肌瘤会造成经期延长和月经量增多，容易造成不孕和流产；肌壁间肌瘤如果肌瘤小，一般不影响受孕，如果肌瘤大会使子宫宫腔变形，子宫内膜受压，影响受精卵的着床和胚胎发育。

子宫肌瘤可根据具体情况选择药物治疗或者手术治疗。如果是浆膜下肌瘤，且数量不多，手术后 1 年就可以怀孕；如果肌瘤较大，数目多，那就需要避孕 2 年以上。一般在手术剥离子宫肌瘤后的 1 年内，不能马上怀孕；如果子宫肌瘤长在宫腔内，需积极治疗后才能计划怀孕。

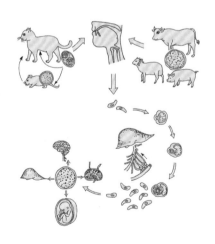

TORCH 筛查知病毒感染

TORCH 检查只要抽血就可以完成，对人体没有任何损伤。

TORCH 是指可导致胎宝宝感染的一些病原体的总称。

T 是弓形虫，R 是风疹病毒，C 是巨细胞病毒，H 是单纯疱疹 I/II 型，O 指其他。

这些病毒都会严重地危害新生儿健康，可导致胎宝宝多器官损害，产生严重后遗症。

弓形虫病的防治

成年人感染弓形虫病后一般不会有明显的不适，但是胎宝宝若受弓形虫感染，会导致严重畸形，甚至引发流产。

- 在怀孕期间感染发生得越早，胎宝宝受损将越严重。在怀孕头 3 个月受感染，多会引发流产。在孕中期受感染，多会出现早产和严重的脑、眼疾病。在孕晚期受感染，也可能会造成胎宝宝某些系统发生不同程度的损坏。

- 生食、熟食要严格分开，避免污染；生食切板要定期用开水烫洗、消毒。肉类要充分煮熟，还要彻底清洗蔬菜、水果。至少在怀孕前 3 个月将宠物送走，等宝宝 1 岁左右再接回。

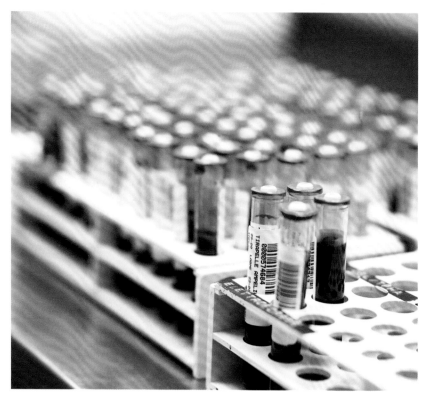

巨细胞病毒感染防治

巨细胞病毒可通过胎盘感染给胎宝宝，从而导致胎宝宝先天畸形，严重的可直接导致流产或死胎，正常娩出的婴儿多在出生后几个月至几年内表现出症状。主要表现为智力低下、运动神经障碍、肝脾肿大、黄疸、血小板减少性紫癜及溶血性贫血等。

有怀孕计划的女性应该在孕前做巨细胞病毒检测，来确定体内是否已有相应抗体，以及在医生的指导下及早采取应对措施，避免孕期发生原发性感染，危及胎宝宝。

单纯疱疹病毒感染防治

单纯疱疹病毒能引起人类很多疾病，如咽炎、扁桃体炎、脑炎、角膜炎等。孕妈妈如果带有此病毒，会通过胎盘感染给胎宝宝，或在分娩过程中感染给新生儿。胎宝宝受感染后，会出现先天畸形、智力低下，甚至流产。新生儿受感染后，会使内脏受损，甚至导致器官衰竭和全身中毒。建议备孕女性一定要在孕前做单纯疱疹病毒血清学检查，以此来避免在单纯疱疹病毒感染期间受孕。

风疹病毒感染防治

风疹对成人和儿童的危害并不很大，对胎宝宝的危害却很大，可导致流产、死胎或胎宝宝畸形。风疹病毒对胎宝宝的危害与受感染时间有关，一般受感染越早，危害越大。在孕早期（前3个月）孕妈妈受风疹病毒侵染，几乎都可引起胎宝宝多种器官感染，导致死胎。据统计，在怀孕8周内感染，自然流产率达20%；在怀孕第12周左右感染，会导致胎宝宝出现心脏、眼和听力神经的缺损。

目前，对于风疹病毒尚无有效的对应药物，治疗主要是以改善症状、减轻痛苦为主。接种风疹病毒疫苗可以起到很好的预防作用，对孕前女性意义重大。建议至少在孕前6个月接种风疹病毒疫苗，以便身体有足够的时间来消除疫苗病毒的危害并产生相应抗体。另外，打算近期怀孕的女性应尽量减少去公共场所的次数，尤其是人多拥挤、通风条件差的地方。

提示女性不易受孕的症状

月经周期改变：月经提早或延迟，经量过多、过少，经期延长。

闭经：年龄超过 18 岁尚无月经来潮；月经来潮后又连续停经超过 6 个月。

痛经：子宫内膜异位、盆腔炎、子宫肌瘤、子宫发育不良、子宫位置异常等疾病存在时，可出现行经腹痛，这些因素可影响受孕。

月经前后不适症状多：月经前后周期性出现乳房胀痛、头痛、腹泻、水肿等一系列症状。

异常肥胖：如果女性出现内分泌紊乱，会使机体趋于肥胖，影响排卵。

溢乳：非哺乳期乳房自行或挤压后有乳汁溢出，常伴有闭经症状。

腹痛：慢性下腹或两侧腹隐痛或腰骶痛。

白带异常：白带增多、色黄、有气味、呈豆腐渣样或水样，或伴外阴痒、痛等。

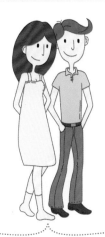

水痘病毒感染防治

如果水痘—带状疱疹病毒引起胚胎感染，则会产生严重后果，导致多种出生缺陷。

与前面几种病毒感染不同的是，越接近分娩期感染水痘病毒，对胎宝宝的危害越大。

目前尚无应对水痘—带状疱疹病毒的特效药，此病毒仍以预防感染为主。好在这种病毒一次感染可终生获得较高免疫力，所以之前患过水痘的女性可放心怀孕，而未患过此病的女性则最好在孕前 3~6 个月注射相应疫苗。

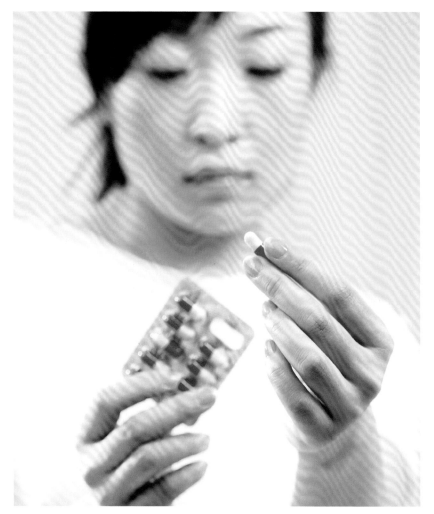

疗，随时都可以怀孕。但是，如果你的肝功能受损了，乙肝病毒DAN 呈阳性，并且正在进行抗病毒治疗，暂时就不太适合怀孕，建议等 DAN 转阴、肝功能恢复正常再受孕。乙肝患者是否能够怀孕，最好听医学专家的建议。

孕前服药不可随意

不仅是怀孕期，孕前因病或其他原因服药时孕妈妈也要特别注意。研究表明，许多药物会影响精子与卵细胞的质量，或者使胎宝宝致畸。一些药在体内停留和发生作用的时间比较长，即使是孕前服用的，残留的药物也会对胎宝宝产生影响。激素类药物、某些抗生素、止吐药、抗癌药、安眠药等，都会对生殖细胞产生一定程度的影响；抗组胺药、抗癌药、咖啡因、吗啡、类固醇、利尿药等会对男性的精子质量产生

乙肝患者孕前准备要充分

乙型病毒性肝炎（乙肝）是由乙型肝炎病毒引起的一种世界性疾病。发展中国家发病率很高。本病主要通过血液、母婴和性接触进行传播。乙肝疫苗的应用是预防和控制乙型肝炎的根本措施。对于身患乙肝的男性，到底父婴传播的风险有多大，目前存在争议。当然，等病毒 DNA 检测转阴、肝功能正常再怀孕，是最安全不过的了。理论上讲，不管是大三阳还是小三阳，只要肝功能正常，也没采取任何治

服用西药前一定要仔细阅读药品说明书，说明书中会注明该药有哪些不良反应，孕妇是否可以服用等信息。

不良影响。这些药物不仅可致新生儿缺陷，还可导致婴儿发育迟缓、行为异常等。

因此，不管男性还是女性，在计划怀孕前3个月服药都应当慎重。如有疾病必须治疗，应该告诉医生你们有怀孕计划，尽量选用不会对受孕或胎宝宝有不良影响的治疗方案。

中草药并不是全无影响

很多人都认为只要是中药，就没有任何不良反应，或者不良反应非常小，其实部分中草药对孕妈妈和胎宝宝有不良的影响。

比如，红花、枳实、蒲黄、麝香、当归等中草药，具有兴奋子宫的作用，易导致宫内胎宝宝缺血缺氧，致使胎宝宝发育不良和畸形，甚至引起流产、早产和死胎；大黄、芒硝、大戟、商陆、巴豆、芫花、牵牛子、甘遂等中草药，可通过刺激肠道，反射性引起子宫强烈收缩，导致流产、早产；斑蝥、附子、乌头、一枝蒿、川椒、蜈蚣、甘遂、芫花、朱砂、雄黄、大戟、商陆、巴豆等，本身就具有一定的毒性，它们所含的各种生物碱和化学成分十分复杂，有的可直接或间接影响胎宝宝的正常生长发育。

前列腺炎的防治

前列腺炎有尿频、尿急、尿痛、尿不尽和尿滴白等症状。前列腺炎会引起男性的性功能障碍，还会影响精子的正常功能，间接地导致男性不育，给男性的生活和家庭带来诸多的困扰。如果患了急性前列腺炎，应卧床休息3~4天，大量饮水，忌饮酒和食用刺激性食物。可行热水坐浴或会阴部热敷，并保持大便通畅。患病期禁止性生活。

及时清除身体其他部位的慢性感染病灶，防止细菌感染前列腺。

养成及时排尿的习惯，因为憋尿可使尿液反流进入前列腺。

不久坐和长时间骑自行车，以免前列腺血流不畅。养成良好的生活习惯，不吸烟，不饮酒。

男性应预防精索静脉曲张

精索静脉曲张是指精索里的静脉因回流受阻，而出现的盘曲扩张。精索静脉曲张会导致精子数量减少，精子活动能力下降和畸形精子比例的升高。

• 阴囊可摸到或看到如蚯蚓般的肿胀血管，这是精索静脉曲张的典型表现，还可能伴有侧阴囊或睾丸坠胀感或坠痛，阴囊肿大。一旦发现，应及时去正规医院治疗。

• 为避免出现精索静脉曲张，应注意避免长久站立；注意休息，生活要有规律，保持心情舒畅，避免疲劳；禁烟酒，忌刺激性食物，多饮水，多吃新鲜蔬菜、水果；注意清洁卫生，防止感染。

第三章

营养准备

健康的饮食习惯，全面的营养元素，让你们"性"致盎然，让身体轻盈又健康。了解一些饮食知识，会让你们吃得更安全，更放心。

孕前准备饮食建议

加强营养补充

从孕前准备开始,做好膳食营养、身心愉快、养精蓄锐和增强体质等准备工作。怀孕是一个特殊的生理过程,由于胎宝宝的生长发育使母体负担加重,因此,在妊娠过程中,孕妈妈不同程度的会遇到一些问题。妊娠期间,孕妈妈不仅要给腹中的胎宝宝供给养料,而且要为分娩的消耗和产后哺乳做好营养的储备,因此,从怀孕前3个月开始,合理补充营养十分重要。

所谓合理营养是指有充足的热量供应,如蛋白质、矿物质、维生素等。怀孕前,备孕夫妻可多吃鸡肉、鱼、猪瘦肉、蛋类、豆制品等富含蛋白质的食物,同时还应多吃蔬菜和水果,以保证生殖细胞的发育,给未来的胎宝宝准备好"全面营养基础"。

合理搭配营养全面、均衡

饮食调理最重要的是做到平衡膳食,从而保证摄入均衡适量的营养素,因为它们是胎宝宝生长发育的物质基础。食物多种多样,不同的食物所含的营养素各不相同,每种食物都有它的营养价值,不可偏好蛋白质含量高或者某种微量元素高的食物。适当选择食物,并合理搭配,才能获得均衡全面的营养。食物的搭配有一些技巧,大米与多种食物搭配可提高蛋白质的利用率,如蒸米饭或煮粥时加入水果、蔬菜、肉、食用菌等;小米与豆类搭配可弥补赖氨酸不足;用小米煮粥时,加入绿豆、大豆、红薯、红豆等同煮;菜豆与肉类搭配可补充构成蛋白质必需的氨基酸。

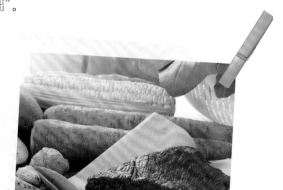

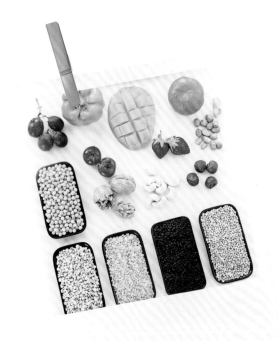

素食者孕前营养调整

素食者在营养上的主要问题是蛋白质、某些维生素和矿物质不足或缺乏。蛋白质由氨基酸构成，在人体所需要的氨基酸中，有一些是人体自身无法合成的，必须来自饮食。从完全的素食中，只能获取这类氨基酸当中的少数，所以，素食者必须想办法尽量多摄入不同的食物。

饮食中的锌一般是由肉制品提供，素食者很容易缺锌。对于素食者来说，鸡蛋、土豆、四季豆和通心粉都是不错的补锌选择，但要大量食用这类食材才能保证足够的锌摄入量。

素食者还容易缺乏维生素 B_{12}、维生素 D、铁和钙，是孕前营养缺乏症的高风险人群，少数维生素和矿物质缺乏症已经被证明会延迟受孕，流产概率增大，而且会导致胎儿先天缺陷，可以适当服用维生素制剂。

改变不良的饮食习惯

营养不良会影响女性的排卵规律，也会影响男性的精子质量，长期不均衡的饮食习惯会使夫妻受孕率降低。

不吃早餐：严重伤胃，且没有足够的能量支持上午的工作或生活。早餐要吃好，既要可口、开胃，还要保证充足的热量和蛋白质，最好再喝上一杯鲜榨蔬果汁。

晚餐太丰盛：晚餐吃得太好太多太饱，容易发胖，影响睡眠。晚餐要吃早一点，可以降低尿路结石病的发病率；多摄入一些新鲜蔬菜，尽量减少过多的蛋白质、脂肪类食物的摄入。

常吃生食：生鱼、生肉容易感染各种寄生虫，所以应尽量少吃。蔬菜凉拌前最好烫一下，肉要煮透。

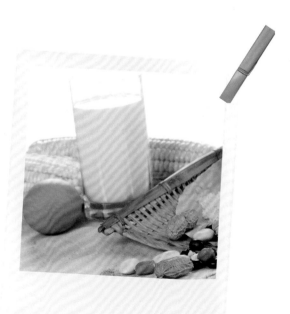

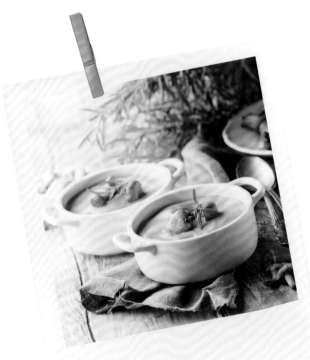

多喝白开水

人的身体成分的一多半都是水，水是维持体内环境平衡的重要因素，对备孕女性来说，良好的体液环境更是小宝宝安心成长的保障。水在人体内使各种化学物质处于正常状态，直接参与或促进各种化学反应，维持人体正常的新陈代谢。

体内各种物质的消化、吸收、运输和排泄，都需要有水的参加，以维持人体内血液的正常循环。水的比热高，可以储蓄热量和散发热量，从而调节体温。

人体缺水，会引起食欲降低，精神不振，四肢无力，严重时会导致昏迷等症状。体内水分损失达 20% 时，就无法维持生命。人体每天需要及时补充水分，以保持人体的正常工作和学习。每天定量喝 1500~2000 毫升（含膳食汤水）的水，养成不渴也喝水的习惯。

饮水也有大学问

看似简单的喝水，学问多多。

烧开后煮一会儿：一般的自来水都经过加氯消毒过程。随着温度的升高，所生成的卤代烃等致癌物质的含量也不断升高，烧开后再煮 3~5 分钟为宜。

不凉不烫最适合：水太凉，会引起肠胃不适；水太烫，可致口腔、咽部、食管及胃的黏膜烫伤而引起充血和炎症等，长期发炎可能成为癌变的诱因。

生水：未经洁制、消毒的水，可能含有致病微生物，直接饮用后可能发生肠道疾病。

饮水不能过量：饮水过多，可引起水中毒。表现为头痛、恶心、呕吐、记忆力减退等。

饮水并不需要定时，任何时候都可以，不要等到渴了再喝。

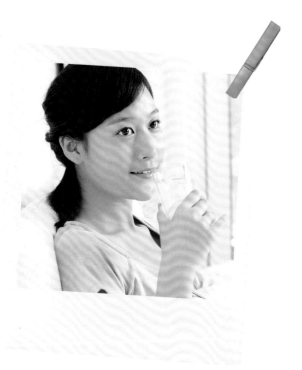

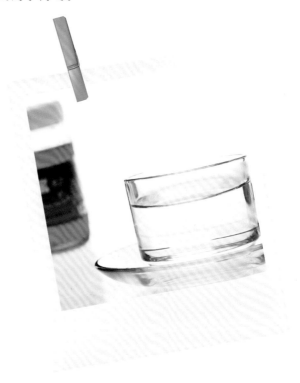

少喝或不喝饮料

女性过多饮用汽水，可造成体内缺铁而致贫血，不利于孕育。更不宜喝冰镇饮料，以防在不知道怀孕的情况下，易引起腹痛、腹泻。碳酸饮料会引发结石、脂肪肝等疾病，也应少喝或者不喝。

可乐型饮料，会直接伤害精子，影响男子的生育能力。若受损伤的精子一旦与卵细胞结合，可能会导致胎宝宝畸形或先天不足。多数可乐型饮料都含有咖啡因，很容易通过胎盘的吸收进入胎宝宝体内，危及胎宝宝的大脑、心脏等重要器官，会使胎宝宝致畸或患先天性痴呆。

饮料大多数糖含量偏高，过多饮用可导致糖尿病、脂肪肝等代谢性疾病。许多饮料还添加了人工色素，即使是符合食品安全要求的，也对身体益处不大，长期累积还可能对身体有害。

因此，为了身体健康和孕育健康的宝宝，除禁忌烟酒外，还应少喝或不喝饮料。白开水是最好的饮品。

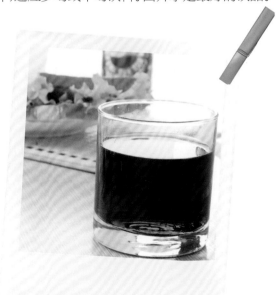

饮茶不要过浓

茶叶中含有大量的单宁、鞣酸以及咖啡因。茶中含有的大量单宁，能和食物中的蛋白质结合，变成不溶解的单宁酸盐，而且可同食物其他营养成分凝集而沉淀，影响人体对蛋白质、铁、维生素的吸收利用，进而发生营养不良；鞣酸有收敛作用，影响肠道的蠕动，易使备孕女性发生便秘；鞣酸可与食物中的铁元素结合成一种不能被机体吸收的复合物；咖啡因具有兴奋作用，易导致失眠等。

孕前过多地饮用浓茶，有引起贫血的可能，也有给未来的胎宝宝造成先天性缺铁性贫血的隐患。孕期饮用过多浓茶会刺激胎动增加，甚至危害胎宝宝的生长发育。

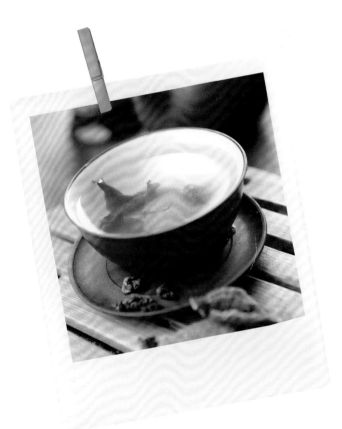

喝咖啡要有节制

长期大量饮用咖啡，可导致睡眠障碍，心跳节律加快，血压升高，并易患心脏病，增加胰腺癌的发病率；咖啡中的咖啡因，还有破坏维生素 B_1 的作用，以致出现烦躁、容易疲劳、记忆力减退、食欲下降等。

孕妈妈服用过量咖啡导致胎宝宝致畸甚至流产的病例有很多。每天喝大量咖啡的孕妈妈所生的婴儿没有正常婴儿活泼，肌肉发育也不够健壮。虽然咖啡可以提神醒脑、减轻疲劳感，但对于备孕夫妻来说，还是少喝为好。

不要长期超量服用维生素制剂

维生素根据性质的不同，可分为脂溶性维生素和水溶性维生素。脂溶性维生素不易排出体外，长期过量服用容易在体内储积，发生中毒；水溶性维生素易溶于水，虽然容易从尿中排出，不易中毒，但是大量摄入仍然会引起各种不良反应。例如，孕妈妈长期大量服用维生素 D，则会引起高钙血症，使婴儿智力低下；长期超量服用维生素 E，可能导致高血压、胃肠功能紊乱、乳腺肿大、月经过多或闭经，甚至影响内分泌功能、性功能等。

一般来说，只要饮食均衡，人体即可摄取每日所需要的维生素，无需额外补充。对一些特定的人群，比如素食者，可以适当补充维生素；但切不可把维生素类药物当作补品过量服用。

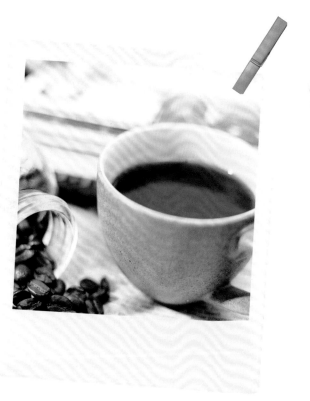

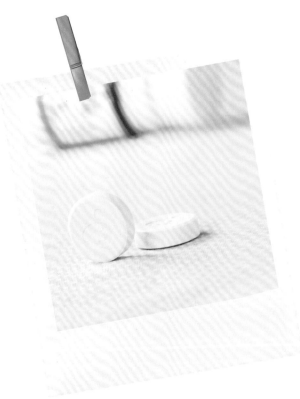

水果适量即可

水果香甜可口，富含维生素和矿物质，深受人们的喜爱。很多人认为，水果营养价值高，又不像药物那样有不良反应，因此，吃得越多越好。其实，饮食的关键是均衡，任何食物过量食用都会带来一定的害处。

水果多含有丰富的糖分，过多食用后，大量的糖不能全为人体所吸收和利用，就经尿液排出。肾脏长期大量排糖，会对肾脏造成损害。李子、杏子、梅子、草莓等含金鸡纳酸、苯甲酸和草酸，这些酸在人体内不容易被氧化分解，代谢后形成的产物仍然是酸性物质，食用过量可使人体内的酸碱平衡失调，甚至可能引起酸中毒。香蕉含大量镁，进食后可造成体内镁、钙比值改变，对心血管系统产生抑制作用，引起感觉麻木、肌肉麻痹，进而乏力嗜睡。

从中医角度来讲，寒凉水果，多吃会伤脾胃；热性水果，多吃后容易使人"上火"。总之，水果每天吃一两种，每天吃一两个，适量就好。

工作餐选择别马虎

如果单位没有统一安排午餐，要去附近的餐厅吃饭，在选择餐馆的时候要注意卫生状况，最好自带餐具，以免感染细菌。汉堡、鸡块等快餐虽然吃起来简单便捷，但因热量和盐分含量高，具有刺激性，不是个好选择。慎吃油炸食物，拒绝味重食物。在外面吃午餐往往摄取偏重淀粉类，蛋白质和蔬菜较难补充充足，这就需要早餐和晚餐增加蛋白质和蔬菜的摄入量。

如果条件允许也不怕麻烦，备孕夫妻可以选择自己制作营养便当。注意叶菜类蔬菜要当天早上做，不吃过夜的食物。正餐之余，可以自带一些牛奶、水果、全麦面包、消化饼干等，核桃仁、杏仁等坚果也不错，不仅体积小、易携带，而且含有备孕期间需要的多种营养元素。

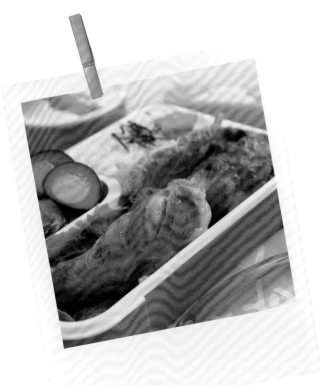

安排好经期饮食

女性月经期间抵抗力下降，情绪易波动，可出现食欲差、腰酸、疲劳等症状。月经前后注意饮食调养，可以有效减轻经期不适，内分泌更协调，更有助于受孕。

月经期间，可以补充一些有利于经血畅通的食物，如羊肉、鸡肉、红枣、豆腐皮、苹果、薏仁、牛奶、红糖、桂圆等食物。食欲差时，可选一些健脾开胃、易消化的食物，如面条、薏仁粥等，注意食用新鲜蔬菜和水果。在月经干净后 1~5 日内，多吃一些可以补充蛋白质、矿物质及补血的食物，如牛奶、鸡蛋、鹌鹑蛋、牛肉、羊肉、芡实、菠菜、樱桃、桂圆、荔枝、胡萝卜、苹果等。月经前后，饮食原则是忌生冷，宜温热；忌酸辣，宜清淡；荤素搭配，营养均衡。

孕前饮食六忌

1. 忌辛辣食物：辛辣食物会加重便秘或痔疮等症状。

2. 忌高糖食物：若经常食用高脂高糖食物，可能引起糖代谢紊乱，甚至引发糖尿病。

3. 忌快餐：快餐里含有太多的饱和脂肪酸，容易导致胆固醇过高，危害心脑血管健康。

4. 忌常吃方便面：作为临时充饥的食品尚可，但不可作为主食长期食用，以免造成营养素缺乏。

5. 忌油炸食物：油炸食物是高热量食物。

6. 忌腌制食品：在腌制鱼、肉、菜等食物时，容易产生亚硝酸盐，它在体内酶的催化作用下，易与体内的各类物质发生作用，生成亚硝酸胺类的致癌物质。

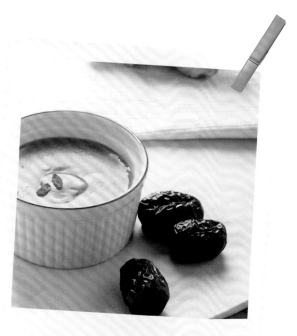

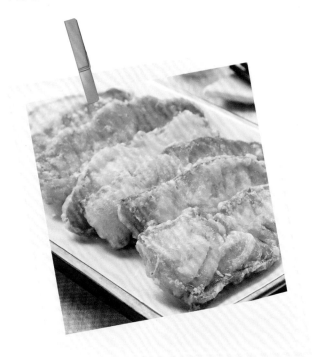

常吃有色食物

合理的饮食搭配有助于提高女性性激素的分泌，促进机体新陈代谢，增强免疫功能，间接起到助孕的作用。

黑色食物对肾有保护作用，有助于加快新陈代谢和生殖系统功能，还能促进唾液分泌，促进胃肠消化，能增强造血功能，对延缓衰老也有一定功效。常见的黑色食物有黑芝麻、木耳、黑豆、香菇、黑米等。

黄色食物可以健脾，增强胃肠功能，恢复精力，补充元气，进而缓解女性卵巢功能减退的症状。黄色食物还能增强记忆力。可以常吃的黄色食物有豆腐、南瓜、橘子、柠檬、玉米、香蕉等。

绿色食物含有叶绿素和多种维生素，能清理肠胃，防止便秘，减少直肠癌的发病率，保护肝脏，还能保持体内的酸碱平衡，增强机体抗压能力。菠菜、白菜、芹菜、生菜、韭菜、西蓝花等都是很好的选择。

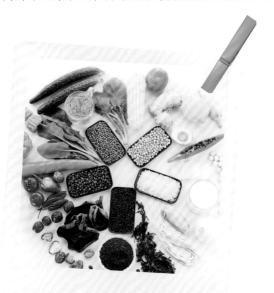

健康零食可以吃

零食并不等于膨化食品或可乐等碳酸饮料。健康的小零食，能弥补正餐的不足，满足备孕夫妻的营养需求。

水果或果汁：富含维生素C，能减慢或阻断黑色素的合成，增白皮肤，能使血液保持中性或弱碱性。

坚果：富含亚油酸、蛋白质、钙、铁、磷、维生素等多种营养成分，非常有利于人体的吸收和利用。

牛肉干：富含蛋白质、铁、锌等，既能缓解饥饿，又能补充营养。

奶和奶制品：含有丰富的蛋白质、脂肪、维生素和矿物质，有利于补钙，食用方便，容易吸收。

麦片、芝麻糊：含有丰富的膳食纤维，还含有大量的B族维生素等。

吃零食一次不要太多，最好在两餐之间吃，离正餐远一点，这样就不会影响正餐的进食量。

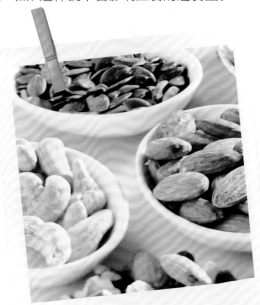

提醒备育男性要多吃蔬菜水果

备育男性的营养问题同样重要。在保证充足的优质蛋白质的基础上，也不要小看水果蔬菜。水果蔬菜中含有大量的维生素，是男性生理活动所必需的，每天都要吃新鲜丰富的蔬菜和水果，有利于增强勃起功能，减缓性功能衰退，有利于精子的生成，提高精子的活性，延缓衰老。缺乏这些维生素，常会造成生精障碍。

男性多吃水果蔬菜，少吃一些肉，尤其是脂肪含量高的肥肉等，有利于保持理想体重，进而有利于睾丸激素水平的稳定。有研究表明，体重越高，睾丸激素水平越低。

按时吃饭是基本要求

备孕中的夫妻，更需要按时吃饭，这对宝宝未来的健康很重要。很多人白天不按时吃饭，而晚上则吃一顿大餐，这会导致代谢紊乱，升高空腹血糖水平，并延长胰岛素反应时间；长期不按时吃饭，可能会导致糖尿病；晚上人体活动量减少，新陈代谢速度减慢，会造成脂肪在人体的蓄积，长此以往，就会引发肥胖。

饮食不规律，最容易损害胃，降低人的抵抗力。当人感到饥饿时，胃里其实早已排空，此时胃液就会对胃黏膜进行"消化"，容易引起胃炎和消化性溃疡。过于饥饿，还会引发低血糖，甚至引起昏迷、休克。不按时吃饭，无法供应足够血糖以供消耗，便会感到倦怠、疲劳、脑力无法集中、精神不振、反应迟钝。

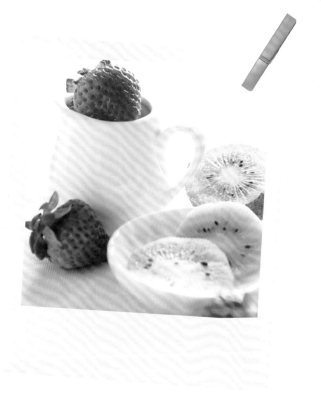

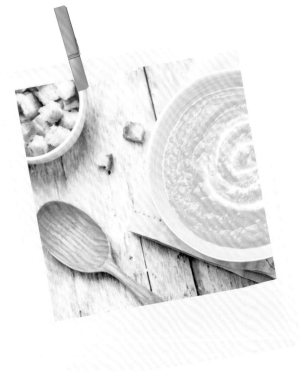

隔夜食物害处多

节约是美德，但是吃隔夜食物会对身体造成危害，就得不偿失了。

部分绿叶类蔬菜中含有较多的硝酸盐类，煮熟后如果放置的时间过久，在细菌的分解作用下，硝酸盐便会还原成亚硝酸盐，有致癌作用，加热也不能去除。如果同时购买了不同种类的蔬菜，应该先吃茎叶类的，比如大白菜、菠菜等。

鱼和海鲜隔夜后易产生蛋白质降解物，会损伤人体肝、肾功能。

隔夜汤第二天煮开了再喝，对健康也非常不利。最好的汤水保存方法是，汤底不要放盐之类的调味料，煮好汤后，用干净的勺子盛出当天要喝的，喝不完的，存放在冰箱里。银耳汤煮熟后如放的时间比较长，营养成分就会减少，并产生有害成分。

少吃过度加工食品

有些人因为工作繁忙，经常吃加工食品，有的人甚至认为加工过的食品营养更高。

过度加工的目的是使食物保质期延长，方便存放、购买，外观吸引人，可以快速加热和食用。这类加工能增强食物味道，令其格外鲜美，容易使人上瘾。但是这类食品的营养素都遭到了不同程度的破坏，或在食物中添加了诸如油、脂肪、糖、甜味素、面粉、淀粉和盐等食品工业原料，而这些添加剂并无营养成分，只能提供热量。用于加工食品的加工材料，要比天然食品差得多。几乎所有过度加工食品，包括那些打着"轻巧""高级""补充""强化"等标签的食品，在本质上都是不健康的。

备孕时期要少吃加工食品，尽量买新鲜的食材自己在家制作，健康又卫生。

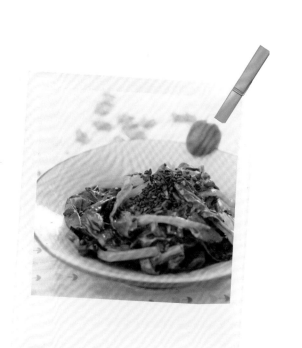

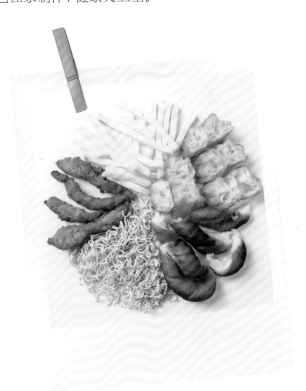

挑选食材注意事项

在挑选食材方面，备孕夫妻应参照以下几点。

大米：正常大米大小均匀、丰满光滑，有光泽，色泽正常，少有碎米和黄粒米；向大米哈一口热气，或用手摩擦发热，然后立即嗅其气味，正常大米具有清香味，无异味；取几粒大米放入口中细嚼，正常大米微甜，无异味。

蔬菜：不买颜色异常、形状异常、气味异常的蔬菜，多吃应季蔬菜。

水产品：要挑活的。比如鱼类，新鲜的鱼眼睛光亮透明，眼球突起，鳃盖紧闭，鳃片呈粉红色或红色，无黏液或污物，无异味，鱼鳞光亮、整洁。

肉类：新鲜的肉类表面有光泽，并有一种固有的香味，指压时富有弹性，瘦肉鲜红，肥肉洁白，颜色均匀，外表微干或微湿润，不粘手。

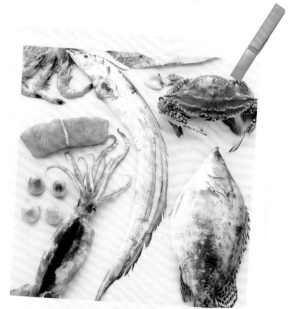

尽量减少在外面就餐次数

备孕夫妇尽量不要在外就餐，如果要在外面吃饭，就需要注意营养搭配和卫生情况。餐馆的饭菜，通常油、盐、糖等比较多，高热量、高脂肪、高蛋白。油炸食品和不合格的添加剂有致癌作用。经常在外就餐，容易造成营养不全面，抵抗力下降。

在外面吃饭，尽量不喝甜饮料，可以代之以绿茶、乌龙茶、菊花茶等饮品；要先吃主食，能保护肠胃；选择不需要加入油的烹调方式，如凉拌、清蒸、酱卤、白煮、清炖、汤菜等；多吃蔬菜和豆制品，少吃肉类食品；即使就餐时间较长，也不要吃得太饱。

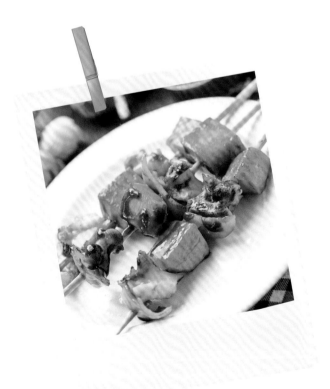

厨房卫生很重要

即使在家做饭，卫生状况也要多加注意，防止病从口入，影响受孕。

抹布要及时消毒、更换：抹布通常很油腻，使用完毕后，要用肥皂水洗净，晾在通风处。经常更换或消毒抹布也很重要，定期用沸水煮抹布 20~30 分钟，或放入微波炉内高温档加热 1 分钟。抹布一般最好是一个星期更换一次。

菜刀和砧板生熟分用：在切割生食时，食物中的细菌等会残留在菜刀和砧板上，若此后又用于切割熟食，细菌则会以菜刀和砧板为媒介直接传染给熟食。切过生鱼、生肉的刀最好用开水烫一下，以避免寄生虫的污染。

筷子要定期消毒：由于筷子经常使用，为此要定期消毒，筷子最好存放在通风干燥的地方，以防霉菌污染，放筷子的盒子也要定时清洗、消毒。

安全餐具不能忽视

备孕期的营养搭配很重要，餐具的选择同样重要。

陶瓷餐具：新买的餐具，用食醋浸泡几小时，若发现颜色有明显变化则不能使用。

不锈钢餐具：不锈钢是由铁铬合金掺入镍、钼、钛、锰等金属制成，有些对人体有害。若是产品质量不合格，则会造成慢性中毒，影响人体健康。

仿瓷餐具：仿瓷餐具有逼真的陶瓷风格，无味、耐用、不易碎。仿瓷餐具是以三聚氰胺为原材料制作的塑料餐具，应到正规商场、超市购买。选购时，尽量不要挑选色彩鲜艳和颜色深的仿瓷餐具，也不要放进微波炉使用。清洗仿瓷餐具时，要用柔软的抹布，而百洁布、去污粉等易擦划餐具表面，更易受污染，最好不要选用。

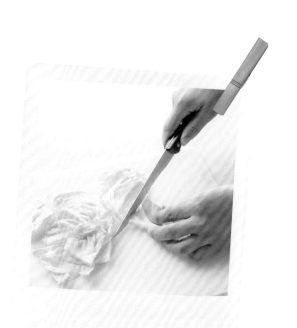

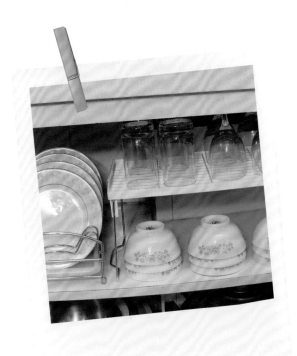

过度减肥影响受孕

夫妻双方合适的体重可以助孕，肥胖影响受孕，过瘦同样不利于孕育。现实生活中女性往往比男性更注重体形，而花很多精力去减肥。

成年女性每次在月经来潮时都会消耗一定量的脂肪，如果脂肪太少会干扰女性月经规律。正常的月经，是女性具备生育能力的一种表现。如果采用节食的方式减肥，长此以往，将会导致女性体内的脂肪过度减少，造成排卵停止，以致不孕。脂肪含量还会影响女性体内雌性激素的水平，体内缺乏足够的脂肪，会使雌性激素水平过低，使女性失去受孕的能力。

有研究表明，女性怀孕前，脂肪含量占体重不足 22% 的会影响受孕，在 28% 以上才有足够的能量储备以维持孕期和产后 3 个月的哺乳所需。孕前，如果真的是因为体重超标需要减肥，最好能留出 3 个月到半年的时间让体重降下来，等身体适应新的模式，并建立良好的循环后再怀孕。

药补没有必要

备孕、怀孕、生育，是女性特殊的正常生理过程，需要注意营养的全面，但并不需要通过服用各种药物来补养。俗话说"药补不如食补"，食补是备孕期补养身体最有效的方法。

胎宝宝在母体内生长发育需要的大量蛋白质、脂肪、糖、矿物质和各种维生素，备孕女性要提前为宝宝的到来做好这方面的准备。丰富的营养广泛存在于各类食物中，只要均衡饮食，一般都不会出现营养不良的状况。如瘦肉、鱼类、蛋类、豆制品、牛奶、新鲜蔬菜和水果等营养价值都较高；动物肝脏、肾脏、猪血、海产品、骨头汤等，含丰富的钙、铁、磷等微量元素，很适合备孕以及妊娠后食用。即使是体质较弱的女性，只要能注意合理膳食，营养均衡，同样可以达到滋补身体和促进胎宝宝正常发育的效果。

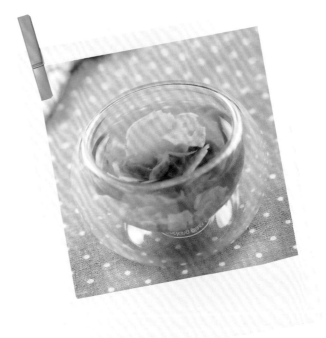

营养准备不可矫枉过正

不同身体状况与素质的备孕夫妻必须根据自己的实际情况，有的放矢地补充所需要的蛋白质、脂肪、维生素与矿物质。计划怀孕的夫妻所需要的蛋白质、脂肪、维生素与矿物质，要比非怀孕的夫妻多，但并不是没有限量。

在饮食中注意加强营养，特别是蛋白质、矿物质和维生素的摄入。应当吃得杂一些，不偏食，不忌嘴。备孕夫妻可以根据各自家庭、地区、季节等情况，科学地安排好一日三餐，保证营养的同时，也注意不要营养过剩，并注意多吃水果。这样，经过一段时间健体养身的缓冲期，双方体内存储了充分的营养，身体健康，精力充沛，可为优生打下坚实的基础。

但强调营养并不意味着吃得越多越好，一味多食会造成体重过重，怀孕后会增加行动负担；胎宝宝体重过重会给分娩带来困难。

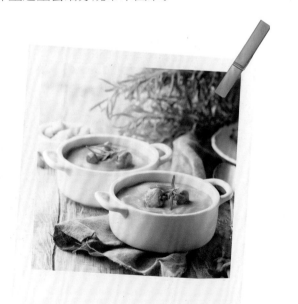

山珍海味营养价值很普通

人们总会认为山珍海味价格昂贵，一定有非常高的营养价值。其实，所谓的"山珍海味"无论其氨基酸含量的构成比例，还是维生素、动物蛋白质等含量，都没有什么特别高的地方，而且在加工过程中，经多重工序，营养成分不断遭到破坏。

比如，从营养成分来分析，鲍鱼与河蚌、田螺的营养价值相当接近。虽然鲍鱼铁和钙的含量极其丰富，但这是各种贝类食物的共同特点，并不是鲍鱼独有的优势。从某种意义上讲，鱼翅的营养价值比不上猪肉、牛肉，因为鱼翅所含的胶原蛋白缺少一种氨基酸（色氨酸），属于不完全蛋白质，对这种不完全蛋白质，人体的吸收率很低，且难以消化。

燕窝的蛋白质、糖类、脂肪分别不如同等量的鸡蛋、谷类和肉类，因此，燕窝并没有特别高的营养价值。所以，普通食材完全可以满足营养需求，没必要追求山珍海味。

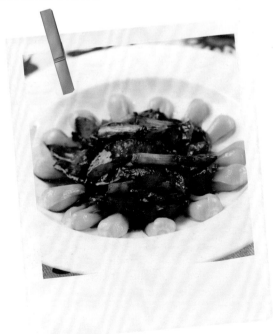

壮阳食物不宜过度追求

性功能与生育有关，但并不需要无止境地追求。性功能正常者没有必要去壮阳，勃起功能障碍者，应在医生指导下服药或食疗。

含锌丰富的食物有壮阳作用，如海产蛤蜊、牡蛎、鱼虾、干贝、紫菜、大豆和豆制品等。因为锌是人体必不可少的一种元素，它与新陈代谢、生长发育以及其他多种生理功能的关系很密切，特别是在维持男子生殖系统的正常结构和功能上起着重要作用。

切记不能随意服用各种性保健品。这些所谓的无任何不良反应的保健品，经常服用容易导致机体遭受损害，重则引起睾丸萎缩、前列腺肥大、垂体分泌功能失调等严重后果。此外，常用助阳药物的夫妻所孕育的胎宝宝，先天不足或畸形的可能性较大。所以，男性切记，不可盲目和过度壮阳。

房事前不宜吃得太油腻

很多人喜欢在性爱前吃一顿浪漫的大餐，但性爱前摄入过多油腻食物，会极大地抑制睾丸激素的分泌，影响男性的勃起功能。况且房事前不易过饱，七八成饱即可；性爱前喝点碳水化合物饮料，能迅速补充能量，保持勃起的持久。性爱前不妨吃点意大利通心粉、烤面包，或者土豆浓汤；偏爱肉食的人，也可以尝试吃适量动物肝脏、鱼类或者贝壳类食物代替牛肉和猪肉。

有些食物可改善血液循环，使男性的勃起功能加强。如荞麦、燕麦、花生米、腰果、核桃、绿色蔬菜、人参、大豆等，这些食物富含精氨酸，对改善男性性功能有好处，可以多吃一些。

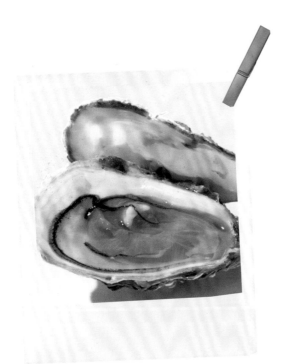

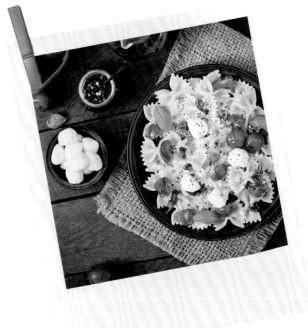

叶酸、维生素和微量元素

提前补充叶酸的重要性

叶酸是在绿叶蔬菜、谷物和动物肝脏中发现的一种 B 族维生素，是备孕女性提前补充的一种维生素。虽然身体对叶酸的需求量并不大，但是它却对胎宝宝的发育起着至关重要的作用。

叶酸参与人体新陈代谢的全过程，是合成 DNA 的必需营养素。叶酸有利于婴儿神经系统的发育。孕前补充叶酸，可降低神经管畸形儿的发生概率，并降低胎宝宝眼、口唇、心血管、肾、骨骼等的畸形发生率。

神经管缺陷发生在孕早期，造成神经管畸形的主要原因，就是叶酸的缺乏。如果你打算 3 个月后怀孕，从现在起就应该多吃富含叶酸的食物，如带叶蔬菜、牛奶、动物肝脏、土豆、番茄等，而水果既能为身体补充足够的叶酸，还可以增进食欲，应该常吃。

怀孕前 3 个月开始补叶酸

怀孕最初的 8 周，是胎宝宝重要器官的快速发育阶段，当意识到已经怀孕时，可能已经错过了小生命发育的最重要时期。因此，备孕女性应至少提前 3 个月开始补充叶酸，而且夫妻两人都需要补充。

孕前期每天应摄入 400 微克的叶酸，孕中期每天应摄入 600 微克，对预防神经管畸形和其他出生缺陷非常有效。一般来说，叶酸片服用到怀孕 3 个月后即可停止补充叶酸，并非整个孕期都一定要服用叶酸片。

不过如果你孕前忘了补充叶酸，也不用过分担忧，从发现怀孕时开始补充叶酸仍然可以起到降低胎宝宝发育异常的危险。

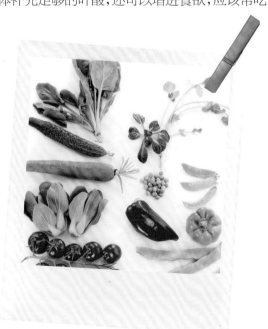

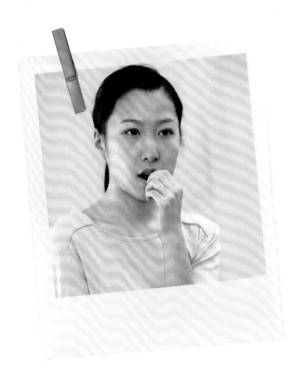

食物中叶酸很丰富

日常生活中，人们所摄取的叶酸主要来源于所吃的食物。叶酸广泛分布于各类食物中，尤其是动物性食物、绿叶蔬菜、粮食作物、水果等。

绿色蔬菜：莴苣、菠菜、番茄、胡萝卜、龙须菜、西蓝花、油菜、小白菜、扁豆、豆荚、蘑菇等。

新鲜水果：橘子、草莓、樱桃、香蕉、柠檬、桃子、李子、杏子、杨梅、海棠、酸枣、山楂、石榴、葡萄、猕猴桃、梨、胡桃等。

动物的肝脏、肾脏、禽肉及蛋类：如猪肝、鸡肉、鸡蛋等。

豆类、坚果类食物：大豆、豆制品、核桃、腰果、栗子、杏仁、松子等。

谷物类：大麦、米糠、小麦胚芽、糙米等。

油脂类：核桃油等。

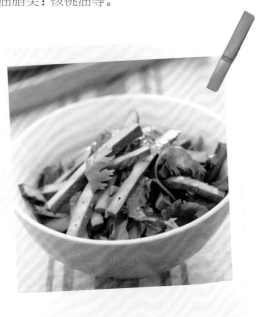

过量服用叶酸有危害

叶酸在孕育过程中的作用非常显著，但是过多服用叶酸片会带来诸多害处，主要有以下几个方面：

服用叶酸片可以掩盖维生素 B_{12} 缺乏的早期表现，而导致神经系统受损害。

过量服用叶酸片可能影响锌的吸收，而导致锌缺乏，会使胎宝宝发育迟缓，低体重儿出生增加。

服用叶酸片可以干扰抗惊厥药物的作用，诱发病人惊厥发作。

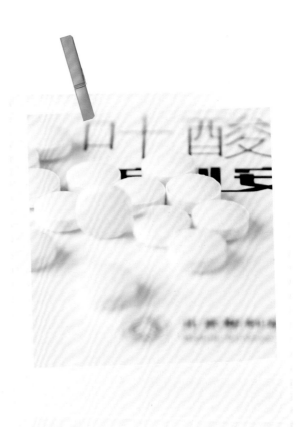

备育男性也要补充叶酸

　　备孕女性和孕妈妈需要补充叶酸，大家都认可，但备育男性也要补充叶酸，却常常被忽略。

　　一个健康男性的精子中，有 4% 的精子染色体异常，而精子染色体异常可能会导致不育、胎儿流产以及婴儿先天性愚型。男性多吃富含叶酸的食物可降低染色体异常的精子所占的比例。有研究表明，每天摄入充足叶酸的男性，其染色体异常的精子所占比例明显低于叶酸摄入量低的男性。

　　形成精子的周期长达 3 个月，所以备育男性和备孕女性一样，也要提前 3 个月注意营养补充。可每天补充 400 微克叶酸。

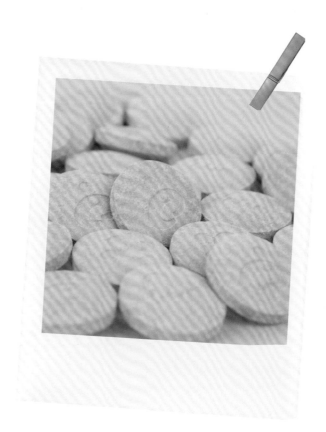

维生素 A 预防夜盲症

　　维生素 A 对维持视觉功能，特别是夜间视力有重要作用。体内缺乏维生素 A，会引起眼干燥症、皮肤干燥、抵抗力降低等，甚至会导致夜盲症。

　　正常情况下，每天维生素 A 的摄入量为 2200~3500 国际单位。备孕夫妻如果没有严重缺乏，不需要服用维生素 A 制剂，多吃一些富含维生素 A 的食物即可。深绿色和红黄色果蔬（如菠菜、豌豆苗、胡萝卜、辣椒、芒果、杏等）含有丰富的胡萝卜素，而胡萝卜素在体内可转变为维生素 A。平常多选用这类食物，即可逐步纠正钙、铁、维生素 A 等微量营养素缺乏的状况。缺乏严重者可在医生指导下补充一些微量营养素制剂。

　　维生素 A 若摄入过量，则会引起中毒。维生素 A 中毒主要影响骨质代谢，出现皮肤粗糙，腹痛、腹泻、凝血时间延长、易于出血等病症。

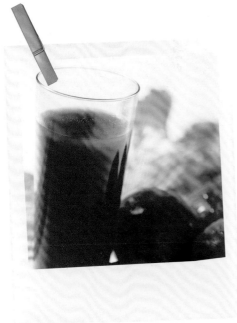

维生素 C、维生素 E 提高受孕力

维生素 C 参与细胞间质的生成，维持人体组织间正常的通透性；改善铁、钙和叶酸的利用；促进牙齿和骨骼的生长，防止牙床出血、关节痛、腰腿痛；增强机体对外界环境的应激能力和免疫力，还有一定的解毒能力。富含维生素 C 的食物有樱桃、番石榴、红椒、黄椒、西蓝花、草莓、橘子、芥蓝、猕猴桃等。

维生素 E 能促进垂体促性腺激素的分泌，促进精子的生成和活动；提升卵巢功能，增加卵泡数量，使黄体细胞增大并增强黄体酮的作用，提高性反应和生育能力。维生素 E 缺乏，会导致不易受孕或出现习惯性流产。富含维生素 E 的食物有麦芽、大豆、植物油、坚果、绿叶蔬菜、全麦、未精制的谷类制品、蛋等。

蛋白质每天摄入要充分

蛋白质是人类生命活动的物质基础。我们的神经、肌肉、内脏、血液，甚至头皮、指甲都含有蛋白质，这些组织每天都在不断更新，因此我们必须每天摄入一定量的蛋白质。蛋白质具有使伤口愈合，产生白细胞，防止细菌侵入的特殊功能。另外，催化身体新陈代谢的酶、调节生理功能的胰岛素等，都离不开蛋白质。可以说，人体没有蛋白质将不能运转。母亲蛋白质的缺乏会直接导致婴儿先天缺乏蛋白质，因此备孕女性应提前做好准备。一般情况下，蛋白质每日摄入量应控制在 80~85 克，也就是说，每天荤菜中有 1 个鸡蛋、100 克鱼肉、50 克畜禽肉，再加 1 杯牛奶，就可满足身体蛋白质的需求。

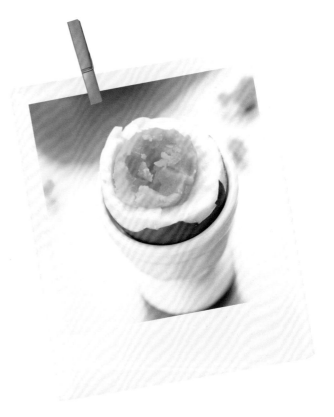

补铁预防缺铁性贫血

　　贫血是孕期常见的并发症，部分贫血是原有的贫血情况因妊娠而加重，部分贫血在妊娠后发生。贫血对母婴都会造成影响，其中重度贫血可增加母体妊娠期并发症，如妊高症、感染，甚至贫血性心力衰竭。而贫血对胎宝宝影响则更大，如早产、胎儿发育不良、胎儿宫内窘迫等发病率均会增加。若男性缺铁，则精子顶体反应能力也会有所下降。

　　备孕女性如果有贫血症状，应在孕前进行咨询，并查清贫血的原因和程度，及时治疗，免得妊娠后贫血加重，甚至危及自身及胎儿安全。预防贫血应注意补充营养，宜多食含铁丰富且吸收利用率高的食物，如动物肝脏、动物血、瘦肉等。每天可补充铁 15~20 毫克。

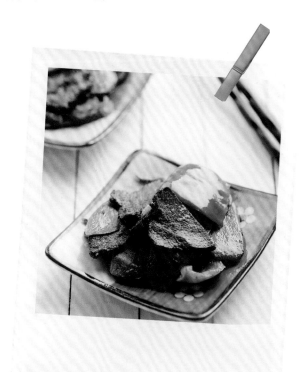

孕前要适量补钙

　　怀孕后，孕妈妈身体里现有的钙质，会大量转移到胎宝宝的身体里，满足胎宝宝骨骼的发育需要，消耗的钙量要远远大于普通人，因此就需要补钙。理想的补钙时机，应该从准备怀孕时就开始。孕前女性钙量充足，宝宝出生后，会较少出现夜惊、抽筋、出牙迟、烦躁及佝偻病等缺钙症状，而孕妈妈也能缓解小腿抽筋、腰腿酸痛、骨关节痛、水肿等孕期不适。

　　男性缺钙会使精子运动迟缓。补钙首选食补，如多喝豆浆和牛奶，多吃蔬菜、肉类等含钙量高的食物。补钙的同时如果没有足够的维生素 D，钙是无法被人体吸收的，故补钙的同时要多晒太阳。正常人每天需 0.8~1.0 克钙。

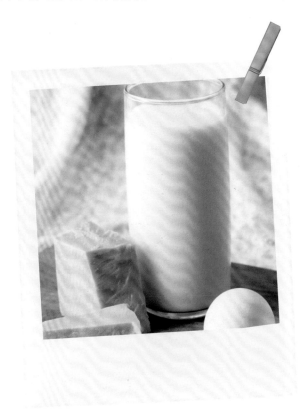

补碘要及时

　　碘是人体中一种必需的微量元素，是体内甲状腺素合成的基本原料，缺碘可导致甲状腺素的合成和分泌减少，而甲状腺素又能促进蛋白质的合成，是促进胎宝宝生长发育必不可少的成分。

　　缺碘除可造成胎宝宝脑发育障碍外，胎宝宝出生后还可表现为明显的智力低下和运动障碍，如聋哑、偏瘫和身材矮小等典型表现的克汀病。补碘应从备孕期开始，吃加碘盐，多吃海带、紫菜、发菜、海鱼、虾、干贝等含碘丰富的海产品。但补碘不可过量，否则也会导致甲状腺疾病。每天补充 175 微克的碘为宜。

补锌适可而止

　　孕前补锌，可以为孕期储备锌元素，还能促进排卵，从而增加受孕机会。孕期缺锌，会导致胎宝宝生长发育迟缓，身体矮小，严重的可造成畸形胎宝宝。因为锌对女性怀孕和胎宝宝生长发育都有重要作用，所以，在备孕阶段要注意补锌。补锌应以食补为主。多摄入富含锌的食物，如牡蛎、贝类、海带、大豆、扁豆、麦芽、黑芝麻、南瓜子、瘦肉等；可以常吃核桃、瓜子等含锌较多的坚果，起到较好的补锌作用；尽量少吃或者不吃过于精制的米和面，因为粮食的麸皮富含锌。如果经过检测，发现有明显的缺锌症状，可以在医生的指导下服用一定量的锌制剂。补锌要合理，不可过量。

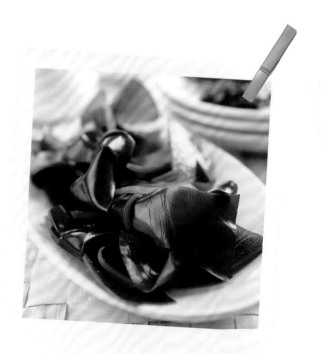

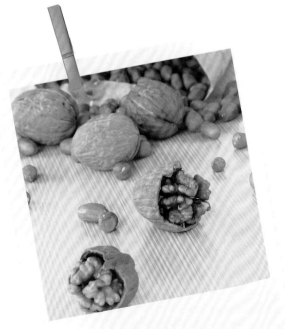

脂肪不可一概拒绝

肥胖和过多摄入脂肪有关系，但并不是说一点脂肪都不能吃，哪怕是需要减肥的备孕夫妻。如果孕前一味减肥，摄入低脂食物而使体内脂肪含量不足，将导致受孕困难。脂肪中的胆固醇是合成性激素的重要原料，脂肪中还含有精子生成所必需的脂肪酸。脂肪摄入不足，不仅影响精子的生成，还可能引起性欲下降。

可以适当多吃一些海产品，如海鱼、海虾等；肉类、鱼类、禽蛋中含有较多的胆固醇，适量摄入有利于性激素的合成。

脂肪的合理摄取主要是根据膳食脂肪在供应总能量中的百分比合理进行。一般来讲，脂肪供应的能量占总能量的 20%~30%，其中胆固醇的每日摄入量一般超过 300 毫克。

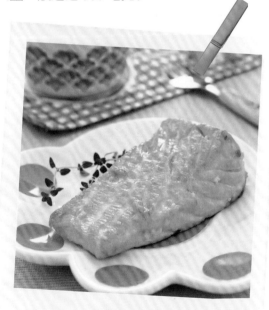

食物补硒更健康

硒是人体必需的微量元素之一，是影响精子产生和代谢的一系列酶的组成成分，是对抗某些精子毒性作用的元素，能避免有害物质伤及生殖系统，维持精子细胞的正常形态。缺硒可导致精子生成不足，与男性生育能力下降有很大关系。

含有硒元素的食物，主要有牡蛎、虾、贝类、动物肝脏、牛奶、豆类等，可以适当多食，对怀孕、胎宝宝生长发育、儿童生长发育都是非常有好处的。但是，补硒过量易导致体内胆固醇含量显著升高，从而增加患冠心病的风险。建议以每日 400 微克膳食硒作为安全摄入量。

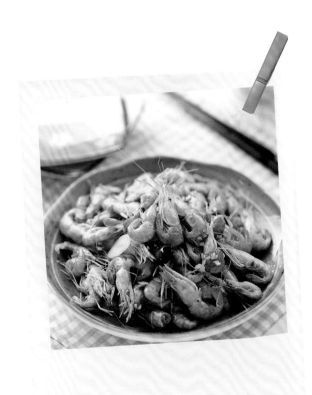

调理身体食谱推荐

清肠排毒食谱

备孕夫妻首要的是保证自己身体的健康。现代人的餐桌上有丰盛的鸡鸭鱼肉、山珍海味，然而这些食物吃多了，会产生许多有害的毒素。除此之外，有些人还会出现上火、口臭、腹胀、消化不良、便秘等症状。如果这些毒素长时间滞留在肠道内不排出，就会被重新吸入体内，给健康造成危害。因此，备孕夫妻应多吃一些具有排毒润肠作用的食物。

紫菜汤

原料：紫菜 30 克，鸡蛋 1 个，虾皮、香菜、盐、葱末、姜末、香油各适量。

做法：虾皮、紫菜均洗净，紫菜撕成小块；鸡蛋打散；香菜择洗干净，切小段。油锅烧热，下入姜末煸炒，放入虾皮略炒一下，加适量水烧沸，淋入鸡蛋液，放入紫菜、香菜、盐、葱末、香油即可。

营养功效：紫菜除了含有丰富的维生素 A、B 族维生素外，重要的是，它蕴涵丰富的纤维素和矿物质，可帮助排除身体内的废物和毒素。

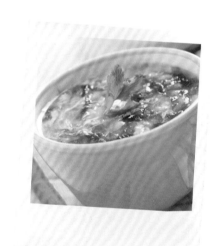

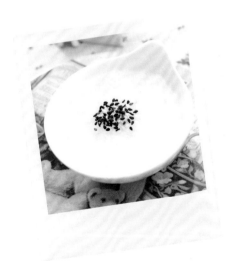

芝麻粥

原料：黑芝麻 30 克，粳米 100 克。

做法：先将黑芝麻晒干后炒熟研碎。粳米淘洗干净。将以上材料共同煮粥即可。

营养功效：芝麻所含的亚油酸可以祛除附在血管内的胆固醇，促进新陈代谢。

鱼头木耳汤

原料：鱼头 1 个，冬瓜 100 克，油菜 50 克，水发木耳 80 克，盐、葱段、姜片、料酒、胡椒粉各适量。

做法：将鱼头洗净，抹上盐；冬瓜、油菜洗净。油锅烧热，把鱼头煎至两面金黄时，放入料酒、盐、葱段、姜片、冬瓜，加水，大火烧沸，小火焖 20 分钟。放入木耳、油菜、胡椒粉，烧沸后即可。

营养功效：木耳中含有较多的具有清洁血液和解毒功效的物质，有利于人体健康。

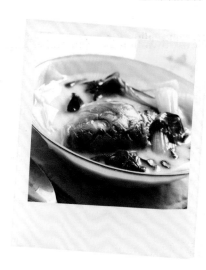

海带焖饭

原料：粳米 100 克，海带 150 克，盐适量。

做法：将粳米淘洗干净；海带洗净，切成小块。锅中放入水和海带块，用大火烧开，滚煮 5 分钟。锅中放入粳米和盐，搅拌均匀，然后将饭煮熟即可。

营养功效：海带中还含有大量的不饱和脂肪酸及食物纤维，它可以清除血管管壁上多余的胆固醇，并且帮助胃液进行分泌。

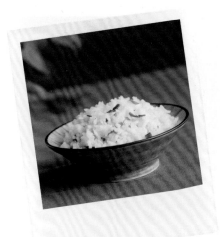

猪血菠菜汤

原料：豆腐 100 克，猪血、菠菜各 200 克，虾皮、盐各适量。

做法：猪血、豆腐切成小块；菠菜洗净，切段。锅中倒入适量水烧开，加入豆腐、菠菜、猪血，煮 10 分钟，再放入虾皮和盐略煮即可。

营养功效：猪血中的血浆蛋白被消化酶分解后，可产生一种解毒和润肠的物质，能与侵入人体的粉尘和金属微粒结合，人体不易吸收，直接排出体外，故猪血有除尘、清肠、通便的作用。

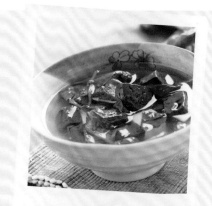

防辐射食谱

　　现代生活已离不开电脑、电视、手机等电子产品，在享受这些先进科技产品的同时，也或多或少受到了一些不良影响。为了身体的健康，也为了未来宝宝的健康，可以通过食补这种简便的方法，最大程度减小电子产品带来的危害。

番茄炒鸡蛋

　　原料：番茄、鸡蛋各 2 个，白糖、盐各适量。

　　做法：把番茄洗净，去蒂，切小块。鸡蛋打散，加少许盐，搅匀。锅中放油，油热后，先将蛋液倒入，炒散，盛出。再放少许油，倒入番茄翻炒几下，再放入鸡蛋一同炒，出锅前将白糖、盐放入，再翻炒几下即可。

　　营养功效：番茄中含有丰富的番茄红素，它具有极强的清除自由基的能力，有抗辐射、预防心脑血管疾病、提高免疫力、延缓衰老等功效，还可以大大改善皮肤干燥和瘙痒等过敏症状，减少紫外线照射带来的侵害。

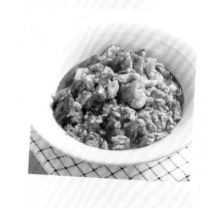

腰果西蓝花

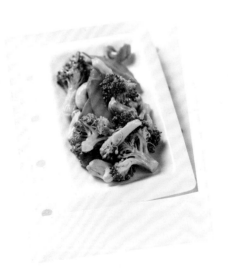

　　原料：西蓝花 50 克，胡萝卜 40 克，腰果、白糖、盐、水淀粉各适量。

　　做法：将西蓝花洗净切成小块；胡萝卜洗净切片，备用。锅内加水煮沸，放入西蓝花、胡萝卜略煮，捞出备用。锅中放油，油热后，放入西蓝花、胡萝卜翻炒，加入盐、白糖及适量水，烧开后用水淀粉勾芡，再放入腰果略炒即可。

　　营养功效：胡萝卜富含维生素 A 和 β - 胡萝卜素，能很好地保护眼睛，有助于抵抗电脑辐射的危害。

紫苋菜粥

原料：紫苋菜 100 克，粳米 100 克，香油、盐各适量。

做法：将紫苋菜择洗干净，切成细丝。将粳米淘洗干净，放入锅内，加清水适量，置于火上，煮至成粥时，加入香油、紫苋菜、盐，再煮 2 分钟即可。

营养功效：紫苋菜有抗辐射、抗氧化的作用，这与其含硒有关。硒是一种重要的微量元素，能提高人体抗辐射的能力。

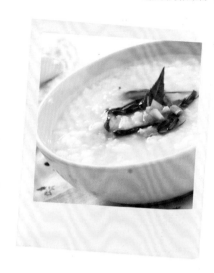

瓜皮绿豆汤

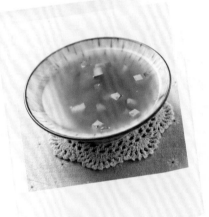

原料：绿豆 100 克，西瓜皮（不用削去外皮）150 克。

做法：绿豆洗净，与 1500 毫升水同煮，煮沸 10 分钟后撇去绿豆。瓜皮洗净切块，放入煮沸的绿豆汤中再煮。煮沸后冷却即可饮用。

营养功效：绿豆能帮助排泄体内毒素，加速新陈代谢。

金枪鱼手卷

原料：寿司饭 100 克，新鲜金枪鱼 80 克，海苔 1 张，紫苏叶、苦苣、芥末各适量。

做法：苦苣、金枪鱼切成条；海苔切成两半。将半张海苔一角铺上少许寿司饭，压紧。饭上铺紫苏叶，挤少许芥末在上面，摆上金枪鱼条、苦苣，从摆有食物的一角卷起，卷紧呈圆锥形。用寿司饭将海苔粘住，底部的海苔向内折，粘住寿司饭即可。

营养功效：金枪鱼中脂肪酸大多为不饱和脂肪酸，具有降低血压和胆固醇的功效。

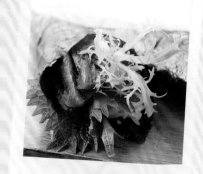

补血食谱

　　贫血的女性面色萎黄，显得比较憔悴；女人血气足，不仅气色好，而且有利于受孕，能满足胎宝宝生长发育所需。孕前体内就储备足够量的铁，可以预防孕期贫血的发生。

红枣枸杞粥

　　原料：红枣 5 颗，枸杞子 15 克，粳米 50 克。

　　做法：将红枣、枸杞子洗净，用温水泡 20 分钟。将泡好的红枣、枸杞子与粳米同煮，待米烂汤稠即可。

　　营养功效：红枣既能养胃健脾、补血安神，又能滋润心肺，对于贫血、面色苍白、气血不足都有很好的调养作用。

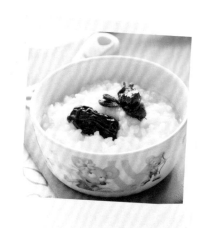

牛肉炒菠菜

　　原料：牛里脊肉 100 克，菠菜 200 克，淀粉、酱油、葱末、姜末、料酒、盐各适量。

　　做法：牛里脊肉切成薄片，用淀粉、酱油、料酒、调成的汁腌制；菠菜洗净焯烫沥干，切成段。锅置火上，放油烧热，放姜末、葱末煸炒，再把腌好的牛肉片放入，用大火快炒后取出，再将锅中余油烧热后，放入菠菜、牛肉片，用大火快炒几下，放盐调味即可。

　　营养功效：菠菜含铁、钙、维生素 C 和维生素 K，有一定的补血和止血作用，是很常见的补血食物。菠菜含大量草酸，在烹饪前，要先用开水烫一下，否则影响钙、铁的吸收，还容易形成草酸结石。

糖醋藕片

原料：莲藕 300 克，白糖 10 克，醋 10 毫升，盐适量。

做法：莲藕洗净，切成片，焯水，沥干水分，装盘。在藕片上撒上白糖、醋和盐，拌匀即可。

营养功效：藕中含有黏液蛋白和膳食纤维，藕还含有鞣质，有一定健脾止泻作用，能增进食欲，促进消化。

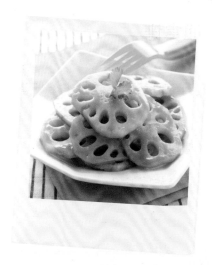

桂圆羹

原料：桂圆肉 30 克，大米 50 克。

做法：将 50 克桂圆肉清洗干净，待用。将清水烧开，放入桂圆肉和大米，改为小火炖 30 分钟左右，即可食用。

营养功效：桂圆益心脾、补血气，尤其适合气虚不足、心血亏虚、心悸失眠的女性，可以用桂圆和红枣一起煮粥来调理。

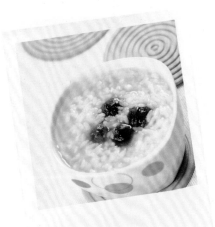

红枣黑豆炖鲤鱼

原料：鲤鱼 1 条，黑豆 50 克，红枣、姜片、料酒、盐、胡椒粉各适量。

做法：将鲤鱼剖洗干净，用料酒、姜片腌渍待用。把黑豆放入锅中，用小火炒至豆衣裂开，取出。将鲤鱼、黑豆、红枣一起放入炖盅内，加入适量沸水，用中火隔水炖 3 小时，出锅前放入胡椒粉、盐调味即可。

营养功效：黑豆能增强消化功能，促进骨髓造血，起到改善贫血的作用，经常食用还可防老抗衰、增强活力，肾虚、血虚者多吃有益。

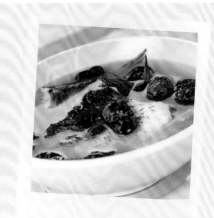

补叶酸食谱

孕前 3 个月就开始补充叶酸，可有效减少孕早期自然流产发生率，防止怀孕后胎宝宝神经管畸形，还可减少眼、口唇、腭、胃肠道、心血管、肾等畸形的发生。

芝麻圆白菜

原料：芝麻 30 克，圆白菜嫩心 200 克，盐适量。

做法：将芝麻捡去杂质，淘洗干净，放入锅内，用小火慢炒至芝麻发香，出锅晾凉。圆白菜心洗净，切成小段。炒锅上火，放入油烧热，先投入菜心炒 2 分钟断生，加盐调味，再用大火炒至菜心熟透发软，起锅装盘，撒上芝麻，拌匀即可。

营养功效：圆白菜不仅含有叶酸，还富含钾。圆白菜的营养价值与大白菜相差无几，其中维生素 C 的含量比大白菜高。

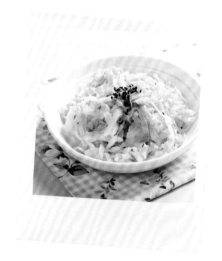

鸡丝芦笋汤

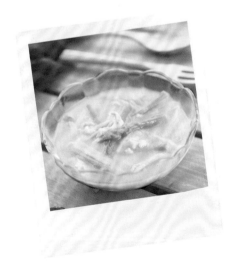

原料：芦笋 5 根，鸡胸肉 200 克，金针菇 50 克，鸡蛋 2 个，盐适量。

做法：鸡胸肉切成丝状；芦笋洗净沥干，切成长段；金针菇去根洗净沥干；鸡蛋打散。鸡胸肉氽烫，肉丝散开即捞起沥干。鸡肉丝、芦笋、金针菇加水同煮，待煮开后加鸡蛋液和盐，再煮开即可起锅。

营养功效：芦笋是天然叶酸补充剂，芦笋含大量维生素 A、维生素 C、维生素 E，可以增进食欲，帮助消化，缓解疲劳，改善视力。

扁豆焖面

原料：扁豆 100 克，细面条 200 克，肉片、葱花、姜丝、蒜粒、酱油、盐各适量。

做法：锅中油烧热，爆香葱花、姜丝后放入肉片、扁豆，加酱油翻炒后加水。开锅后，把面条抖散，码在扁豆上，盖上锅盖，调小火焖。当汤汁剩少许，扁豆熟软时关火，放盐、蒜粒即可。

营养功效：扁豆富含蛋白质、钙、磷、铁及维生素 A、维生素 C 和叶酸等，适合备孕夫妻食用。

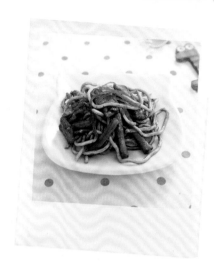

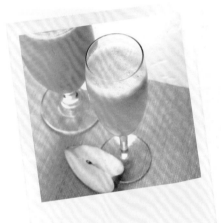

橘子苹果汁

原料：橘子 1 个，苹果半个，胡萝卜半根。

做法：将以上食材切块，放入榨汁机中，加适量温水，饮用时可加蜂蜜调味。榨成汁服。

营养功效：橘子的营养丰富，富含叶酸、碳水化合物、膳食纤维、钙、磷、铁以及胡萝卜素等营养物质，是备孕期间叶酸的好选择。

栗子排骨汤

原料：栗子 100 克，排骨 500 克，枸杞子、姜片、盐各适量。

做法：栗子放入沸水中焯一下，即转中小火煮 5 分钟，捞出剥皮。排骨入沸水中汆烫，捞起，冲净。将所有的食材放入锅中，加水至盖过材料，以大火煮开，转小火煮 1 小时，出锅前加盐调味即可。

营养功效：栗子含叶酸、蛋白质、脂肪、碳水化合物、钙、磷、铁、钾等矿物质及胡萝卜素、B 族维生素等多种成分。

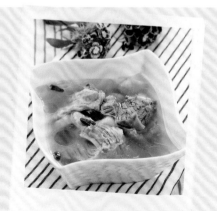

壮阳助性食谱

　　饮食宜清淡，避免肥腻，有助于延长性爱时间；足量优质蛋白，有助于维持睾丸正常分泌激素；适当进食含锌的食物，如瘦牛肉、海产品、燕麦片、豆类等，能够提高性欲。

鹌鹑蛋烧肉

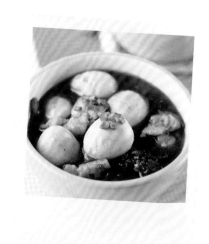

　　原料：五花肉 200 克，鹌鹑蛋 5 个，葱段、姜块、料酒、酱油、白糖各适量。

　　做法：猪肉焯水后，切成块；鹌鹑蛋煮熟，去壳洗净。油锅烧热，放葱段、姜块煸香，加入猪肉、鹌鹑蛋、料酒、酱油、白糖，大火烧开，转中小火煮熟透，再用大火收稠汤汁即可。

　　营养功效：鹌鹑肉和鹌鹑蛋是很好的补品，有补益强壮作用。男性经常食用鹌鹑，可增强性功能，并增气力、壮筋骨。

韭菜炒鸡蛋

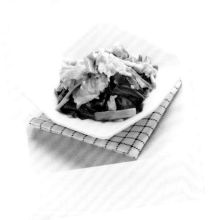

　　原料：韭菜 150 克，鸡蛋 3 个，虾皮 50 克，盐适量。

　　做法：把韭菜择洗干净，沥水，切成碎末，放入大碗内，磕入鸡蛋液，放盐搅匀。净锅置火上，放油烧热，倒入韭菜鸡蛋液炒熟，放虾皮翻炒均匀即可。

　　营养功效：韭菜又叫起阳草、懒人菜、长生韭等。韭菜能增加胃肠蠕动，具有促进食欲、杀菌和降低血脂的作用。

羊肉栗子汤

原料：羊肉 300 克，栗子 30 克，枸杞子 20 克，盐适量。

做法：将羊肉洗净，切块；栗子去壳，切块；枸杞子洗净，备用。锅内加水适量，放入羊肉块、栗子块、枸杞子，大火烧沸，撇去浮沫，改用小火煮 30 分钟，出锅前调入盐即可。

营养功效：羊肉含有丰富的蛋白质，具有补肾壮阳、暖中祛寒、温补气血、开胃健脾的功效。但羊肉属于热性食物，阴虚火旺、易口干、易上火的人尽量少吃。

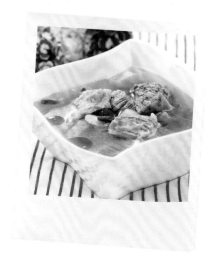

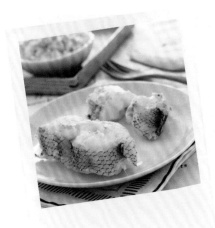

蒜香鳕鱼

原料：鳕鱼 250 克，面包屑、蒜末、葱末、姜末、盐、淀粉各适量。

做法：鳕鱼洗净，切成片。将鳕鱼片放入盆中，加盐、葱末、姜末、蒜末拌匀。将鳕鱼两面扑上淀粉，入油锅煎至两面金黄时盛出。蒜末、面包屑分别放入五成热的油锅中炸至酥香，捞起；锅内留油，放入蒜末、面包屑、盐炒匀，浇于鳕鱼上即可。

营养功效：鳕鱼富含蛋白质、维生素 A、B 族维生素等。蛋白质是制造肌肉和血液的原料，有强身健体的作用。

葱烧海参

原料：葱段 120 克，水发海参 200 克，高汤 250 毫升，料酒、酱油、水淀粉、盐各适量。

做法：海参洗净切段。用熟猪油把葱段炸黄，海参下锅，加入高汤、酱油、盐和料酒等，烧至汤汁只剩 1/3，用水淀粉勾芡即可。

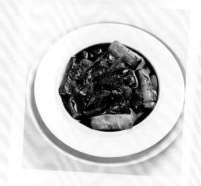

营养功效：海参是补肾壮阳佳品，经常食用海参，对男性肾虚引起的消瘦、性功能减退，有较好的食疗效果。

女性助孕食谱

　　有些食物可滋阴补肾，增强体力，对于肥胖、腰膝酸软、性欲低下者很有帮助。一些很普通的食谱，对受孕还是很有帮助的。

陈皮姜粥

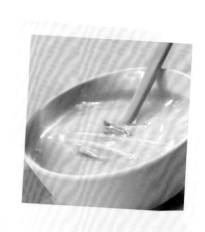

　　原料：陈皮、生姜各 10 克，粳米 50 克。

　　做法：取陈皮、生姜，连同粳米，加水适量，大火煮开后，以小火慢煲成粥即可。

　　营养功效：陈皮和生姜一起煮粥，能够调节气血，具有理气健胃的作用。

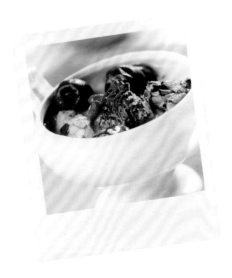

乌鸡汤

　　原料：乌鸡 1 只，淮山药 200 克，枸杞子 20 克，红枣、陈皮、生姜、盐各适量。

　　做法：淮山药、枸杞子、陈皮分别用清水浸洗，红枣去核；乌鸡收拾干净，斩成大块焯水。将全部材料放入砂锅内，加水煮约 2 小时。出锅前，加盐调味即成。

　　营养功效：乌鸡是女人进补身体的上佳食材，新鲜乌鸡加上各种有益的中草药，煲上一锅汤，享受美味的同时又能轻松助孕。

花生红豆汤

原料：红豆、花生各 50 克，糖桂花 5 克。

做法：将新鲜红豆与花生清洗干净，并用清水泡 2 小时。将泡好的红豆与花生连同清水一并放入锅内，开大火煮沸。煮沸后改用小火煲 1 小时。出锅时放入糖桂花即可。

营养功效：花生中维生素 E 的含量特别丰富，常吃能促进性激素分泌，使男子精子活力和数量增加，使女子雌性激素浓度增高，提高生育能力。

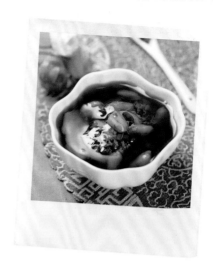

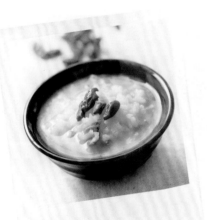

枸杞羊肾粥

原料：枸杞子、粳米各 50 克，羊肾 1 对，葱白 5 克。

做法：将羊肾洗净，剁成末，枸杞子洗净，全部材料放入砂锅内煮粥，待肉熟米烂时即可。

营养功效：羊肾营养丰富，可以补充蛋白质、钙以及微量元素。对于肾虚劳损、腰脊冷痛有很好的补益的作用。

莲子猪肚

原料：猪肚 1 只，莲子 50 克，盐、姜片、葱段各适量。

做法：将莲子猪肚洗净，热水烫去表面黏液。锅中放入莲子、姜片、葱段，煮开后转小火炖至猪肚熟烂，加入盐调味即可。

营养功效：有健脾、补虚、益气的作用，适用于脾虚的备孕夫妻。

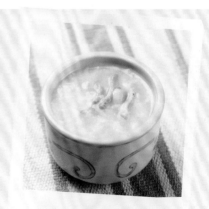

有些食物要小心

备孕期间如何保证营养，很多人都会注意到。但是，还有不少食物会影响生育能力，也需要引起备孕夫妻足够的重视。为了避免不明原因造成的不孕，来看看哪些食物扫"性"或败"孕"吧。

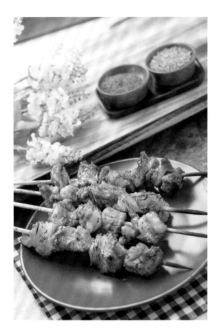

芹菜

芹菜作为一种有药用价值的蔬菜，其降压作用广为人知。但过量食用芹菜会影响精子，可能就很少有人知道。男性多吃芹菜会抑制睾酮（雄性激素）的生成，从而影响精子的生成，最终导致精子数量减少，进而影响受孕。不过，芹菜的这种影响是可以逆转的，即停止食用芹菜几周后，生精功能就会恢复正常。

莲子心

莲子心清心泻火，有养神、安心、止汗的功效，很受欢迎。莲子心有很好的去心火的功效，可以治疗口舌生疮，并有助于睡眠。

芥菜

芥菜味甘，性辛，能利水化痰、解毒祛风，有消肿、醒酒的功效。但经常或过量食用芥菜，可抑制性激素的分泌，有可能会影响生育能力。

烧烤油炸食物

烧烤和油炸的淀粉类食物中含有致癌毒物丙烯酰胺，影响睾丸生成精子，可导致男性少精、弱精。此外，重金属镉、农药残留均直接对精子产生毒性，即使受孕也会影响胎儿质量，严重的还可导致胎儿畸形。烧烤和油炸的食物含致癌物质，备孕夫妻应尽量不吃。

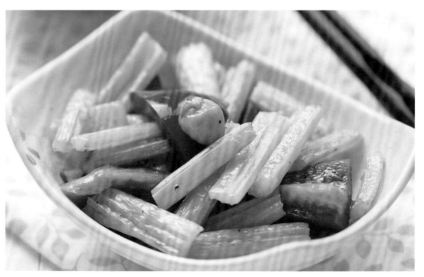

各种"污染"食品

应尽量选用新鲜天然食品，过度加工的食品中通常都含有食品添加剂，如防腐剂、色素、塑化剂等，这些物质在食品中超过一定量就会对健康有害。水果等也要洗净后才食用，以避免农药残留。

含咖啡因的食品

备孕女性不要过多饮用咖啡、茶以及其他含咖啡因的饮料和食品。咖啡因在一定程度上会改变女性体内雌性激素、孕激素的比例，能够影响到女性的生理变化，间接抑制受精卵在子宫内的着床和发育。

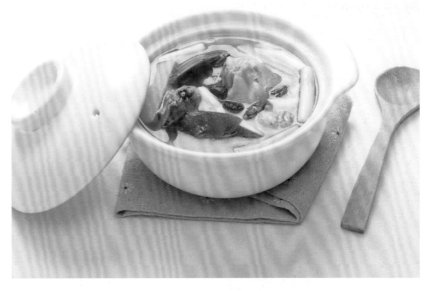

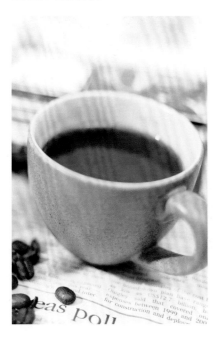

山楂

山楂中所含的一些成分会刺激子宫肌肉兴奋，从而引起子宫收缩，导致流产。尤其是那些曾经发生过自然流产、习惯性流产以及有流产征兆的女性，在这一时期更是要少吃山楂，以防引发不测。

螃蟹

吃螃蟹对孕早期的孕妈妈有一定危险。因为螃蟹容易使子宫肌肉收缩，引起阴道出血，甚至发生流产。而且，螃蟹中的胆固醇含量很高，患有妊娠高血压综合征的孕妈妈更不宜多吃。

甲鱼

甲鱼具有滋阴益肾的功效，但是它性味咸寒，有着较强的通血络、散瘀块作用，因而有可能造成流产。

第四章

行为准备

3 个月或更久的精心准备，终于迎来了最为关键的一刻。放松心情，让夫妻间融洽的感情体现在更亲密的活动中，胎宝宝就会在甜蜜和温馨中到来。

浪漫制造

相爱的两个人，即将拥有爱情的结晶，想一想都是满心喜悦。浪漫的时刻，抛掉所有烦恼，全身心投入，高潮既是享受，也是受孕的好机会。

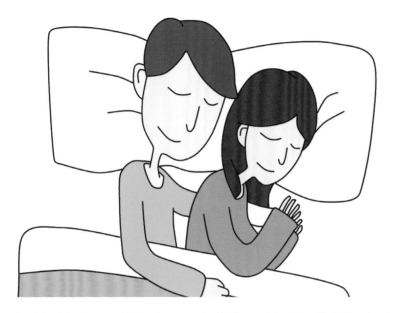

和谐的性生活是受孕的基础

和谐的性生活是爱情的升华，性高潮是性生活质量高的表现之一。以受孕为目的的性生活特别需要性高潮，以提高怀孕的概率。有研究表明，女性在性高潮时孕育的孩子会更聪明。

女性在达到性高潮时，阴道的分泌物增多，分泌物增加，使阴道中精子的运动能力增强。同时，阴道充血，阴道口变紧，阴道深部皱褶却伸展变宽，便于储存精液。子宫颈口松弛张开，宫颈口黏液栓变得稀薄，使精子容易进入。性快感与性高潮又促进子宫收缩和输卵管蠕动，帮助精子上行。这一切，都非常有利于受孕。

性生活不和谐，容易造成双方情志不畅。对女性而言，会影响排卵和输卵管的正常活动；对男性而言，可能影响勃起功能和持续时间，容易出现早泄等问题。最终，性生活频率和质量进一步下降，影响受孕。

合适的性生活频率

生活中有那么一部分人，由于性生活安排不合理，影响了受孕，婚后2~3年未能如愿以偿生育孩子。性生活过少或过频对受孕都是不利的。性生活频率过低，精液贮藏时间过长，精子会出现部分老化或失去活力。女性每月仅排卵一次，卵细胞的受精活力亦只能保持十几个小时的高峰时间，低频率的性生活很容易错过这个宝贵而短暂的受孕机会。性生活过频势必影响精子数量，这种质量不高的精液，即便遇上了排卵期也未必能受孕。

最佳的性生活频率并不是一成不变的，要因人而异，因地制宜，要综合考虑到夫妻双方的体

> 如果备孕女性有妇科炎症，并伴有月经不调，一定要重视起来，有可能会影响到受孕。

质、营养、体力、周围环境等因素。比较合理的基本原则是排卵期之前 5~7 天，养精蓄锐；排卵期前后的 1 周内，增加性生活次数，在体力和体质允许的情况下，性生活隔日或 3 天一次。这样既可以提高受孕概率，又可以保证受孕质量。

夫妻之间经常制造一些小浪漫，可加深感情，有利于受孕。

容易受孕的性爱姿势

一般说来，受孕的最佳体位是男上女下、平躺仰卧位。这样的体位便于位于上方的男性使阴茎能更深更近地触到女方子宫颈，射精直接射在子宫颈周围，相当于无形中帮助精子更快更容易地经过子宫颈而进入宫腔，去找等候在输卵管内的卵细胞。平躺仰卧的姿势方便精液在宫颈口周围停留，为精子进入子宫创造了有利条件。男性在最后冲刺的时候，尽量接近宫颈深处，也是使精子路程缩短的方法。为了达到更好的效果，女性可以伸直、抬高双腿，还可以用枕头将臀部垫高，性爱结束后多躺一会儿。当然，其他姿势也可以很好地受孕，比如后入位式、并排卧式等。总之，越是轻松愉快的性爱，越容易受孕。

把握最佳受孕时刻

男性的精子随时都在生成，每日都可排出，一个健康的男性，每天能制造出 1 亿多个精子。

正常女性每个月仅发育成熟一个卵细胞，一年约有 12 次左右的机会受孕。

因此，准确抓住排卵日期安排性生活，就是抓住了受孕的最佳时机。

顺应人体生物钟易受孕

一天 24 小时，在不同时间段人的状态不同，选择合适的时机受孕，有利于提高成功率。

• 早上 7~12 点，人的身体机能状态呈上升趋势；下午 2 点是白天里人体机能最低潮的时刻；下午 5 时再度上升，晚 11 点后又急剧下降。

• 晚 9~10 点是同房受孕的最佳时刻。此时间段同房后，女方有较长时间平躺，有利于精子游动，增加了精子与卵细胞接触的机会。

在性高潮时，受孕成功率高

和谐的性生活是受孕的基础，而性高潮有利于受孕。性高潮时阴道内"爱液"增多，更适合精子活动；子宫位置升起，使子宫颈口与精液池的距离更近。性高潮时女性阴道内部扩张子宫颈口松弛，子宫内出现短暂正压，非常有利于精子向内游入。所以，适当学习一些性心理与性生理知识，共同实现性高潮，一方面可提高性生活质量，另一方面还会增加受孕的机会。

排卵前1周，受孕概率高

精子排出体外后，在女性生殖管道中平均的存活时间分别为：阴道2.5小时，宫颈48小时，子宫24小时，输卵管48小时。而一个卵细胞从卵巢排出，在输卵管内存活时间为12~16小时。受精的发生是在输卵管的卵丘或附近。

虽然排卵后产生的一些趋化因子会加速精子的运行速度，但是排卵后精子才能进入女性体内，就很有可能失去很多受孕机会。所以，在排卵前1周每2天1次性生活，这样可使精子提前或准时到达输卵管和卵细胞擦出火花。

观察宫颈黏液预测排卵期

宫颈黏液反映了女性身体周期性的复杂变化，具体反映在白带上。月经刚干净后宫颈黏液常稠厚而量少，甚至没有黏液，称"干燥期"，也就是说白带比较少，提示为非排卵期。月经周期中期随着内分泌的改变，黏液增多而稀薄，白带增多，称"湿润期"。接近排卵期时，黏液变得清亮，滑润而富有弹性，如同鸡蛋清状，拉丝度高，不易拉断，出现这种黏液的最后一天前后48小时就是排卵日。因此，当白带清澈透亮，富有弹性，阴部温润潮湿时，即为排卵期，也称"易孕期"，此时若有高质量的性生活，非常容易受孕。

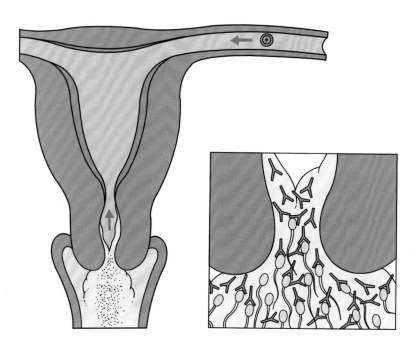

精子与卵细胞在输卵管内相遇后形成受精卵，受精卵一边分裂，一边向子宫方向移动。

基础体温法预测排卵期

女性在排卵前后的体温会出现一个由低到高的变化过程。将这一温度变化绘成一图形，就形成了一条医学上所称的双相基础体温曲线。如果没有出现这种双相曲线，说明可能没有排卵。基础体温的测量有比较严格的要求。首先，应保证足够的睡眠时间，至少睡足 5 小时以上，测量出的体温才有参考价值。每天在清晨自然醒来但还没有做任何活动前，立即将事先准备好的体温表插入口中，测量 5 分钟。测量时应保持安静，不要讲话，也不能做其他活动等。

每天测量一次，把测得的体温数值记下来，并记好日期，画出基础体温曲线图。通常要求连续测量 3 个月的基础体温，这样才可根据体温曲线推算卵巢排卵时间。

月经周期推算法预测排卵期

月经周期规律的女性，根据平时的月经周期天数，就能大概推算出自己的排卵日期。

对于月经周期在 28~30 天的女性，排卵时间约在两次月经中间，也就是下次月经来潮前的 14 天左右。多数女性卵巢排卵的时间是在下次月经之前的 14 天左右。对于月经周期较长的女性，月经周期的总天数减去黄体期的天数（一般约为 14 天），就是大致的排卵时间。这段时间合理安排房事，有助于受孕。

根据月经周期推算出的排卵日期，并不很准确。因为女性排卵受多方面因素的影响，如心情紧张、工作压力大等，排卵时间就可能会改变，或者出现不排卵的情况。即使月经周期非常规律的女性，排卵日期也会因各种情况而改变。

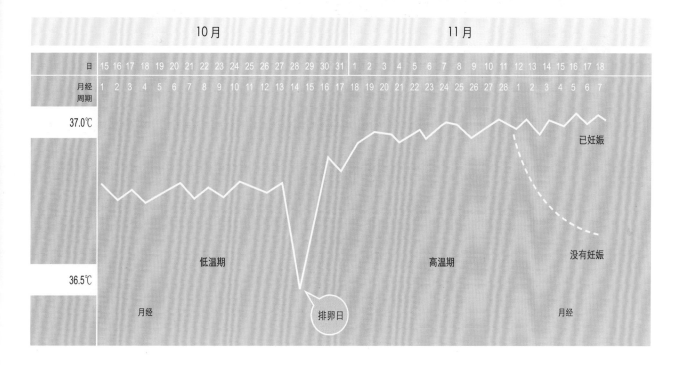

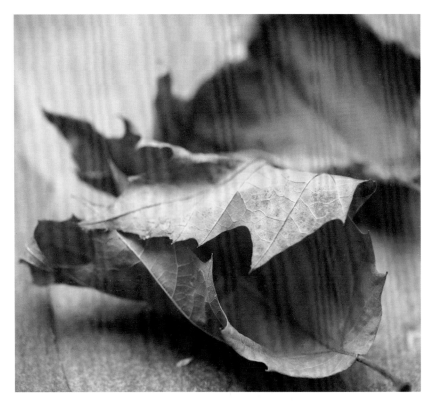

较疲劳，婚宴上还需要饮酒，吸一手或二手烟，这些都不利于优生。

另外，酒精对生殖细胞不论是精子还是卵细胞都有一定的伤害作用。醉酒受孕可能会导致胎宝宝发育迟缓，个子矮小，体弱多病，畸形和智力低下的发生率也比正常要高出数十倍。

新婚之际，夫妻双方还需要一个磨合的过程，受孕要在夫妻双方身体放松、心情愉悦的时候进行。

双方家庭也需要逐渐适应，匆忙有了宝宝，后期的照护安排容易混乱。经济上的准备也需要慎重考虑。总之，结婚后不宜立即怀孕，半年或 1 年后再孕更有利于优生优育。

最佳受孕季节

立秋之后，即九十月份，是最佳受孕季节。九十月份正值秋高气爽，气候温暖舒适，睡眠质量高，食欲较好，一般人的身体状况都不错。秋季又是水果上市、五谷丰收的黄金季节，新鲜食材供应充足，对孕妈妈营养补充和胎宝宝大脑发育十分有利。

秋季受孕，预产期则是春末夏初。彼时气候怡人，蔬菜供应充足，有利于产妇身体康复和乳汁的分泌；宝宝衣着逐渐减少，看护较为方便。另外，春夏之交，日光充足，也不会太晒，宝宝可多晒太阳，有利于宝宝生长发育，不易患佝偻病。当进入冬季时，宝宝已逐渐长大，能抵御肠道传染病、呼吸系统疾病的流行高峰。

不宜"坐床喜"

所谓"坐床喜"，就是民间所说的新婚之夜就怀孕的意思。以前认为"坐床喜"是喜上加喜的好事，但实际上并非如此。举办婚礼之时，通常夫妻双方都会比

从优生的角度来看，夫妻双方在极度疲劳下受孕，对胎宝宝的健康发育不利。

性生活卫生不容忽视

除了在月经期要注意个人卫生之外，性生活的卫生也是不容忽视的。有关专家表示，不注意性生活卫生，会加大生殖道感染的概率。

男性的包皮与龟头之间，常藏有白色的包皮垢，里面有很多细菌，如不及时清洗会造成阴茎头和包皮炎。有时候男性可能并没有任何症状，却可以通过性生活使女性感染。包皮垢还是女性宫颈癌的发病因素之一。女性尿道、阴道、肛门紧邻，病菌容易相互感染。如果事前不做清洗，阴道口的污物很容易被带入阴道内，引起炎症。因此，房事前男女双方一定要仔细地清洗外生殖器。男性要注意洗净阴茎、阴囊，并将包皮向阴茎根部牵拉，以充分暴露出阴茎头和冠状沟，并清洗干净。女性清洗外阴要注意大小阴唇间、阴道前庭部，阴道内不需要清洗。房事后，男性的精液和女性阴道分泌的黏液会粘在外生殖器上，也要及时清洗，否则很容易滋生细菌。房事后还应排尿一次，让尿液冲洗尿道口，可把少量的细菌冲刷掉，预防尿路感染，尤其是女性。

备孕性爱要顺其自然

如果仅仅为了怀孕，而在排卵前后这段时间集中过性生活，是不可取的。计划怀孕的夫妻应该放松心情，顺其自然，适度调节，不用刻意安排性生活。

长期中止性爱，精子会丧失受精与运动能力，使受孕概率下降。

同房次数太少，精子与卵细胞相遇的概率小，也不利于怀孕。

如果仅在排卵那几天享受性爱，男性易疲惫、乏力，导致双方精神过度紧张，影响规律排卵。

避开恶劣的天气里受孕

电闪雷鸣的天气，人的心情容易受影响，从而会影响到受孕。

- 雷电会产生极强的射线，致使生殖细胞的染色体发生畸变，阻碍受精卵的着床和生长发育。
- 夏季天气闷热，情绪易烦躁，食欲不高，饮食较少。
- 当然，天气的影响不是绝对的，

关键还是看双方的心情。如果受天气影响，情绪压抑，不仅会影响精子或卵细胞的质量，即使受孕后也会因情绪的刺激而影响孕妈妈的激素分泌，使胎宝宝不安、躁动，影响生长发育。

怀孕的征兆

怀孕了！这个激动人心的消息一定要先和准爸爸分享,让他也一起感受小生命到来的喜悦。接下来的日子里,你就是备受呵护的孕妈妈了。好好享受这段神奇而美妙的时光,静候宝宝的出生吧。

怀孕后身体的变化

白带增多:雌性激素能促进子宫颈及子宫内膜腺体分泌黏液。

乳房增大:乳头、乳晕颜色加深,呈棕色或黑色,同时可能有发胀或刺痛感。

心慌气短:怀孕后的血容量会增加,心脏负担加重。

血压升高:通常收缩压比较稳定,舒张压略有下降。

抵抗力减弱:怀孕期间,由于胎宝宝的生长,氧气的需要量增加,孕妈妈的呼吸比正常人稍快;呼吸道黏膜充血,容易引起上呼吸道感染。

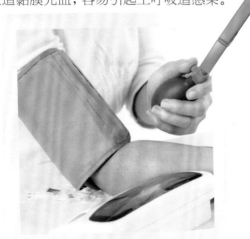

早孕试纸自己测

先将试剂和尿样标本恢复至常温(20~30℃),从原包装铝箔袋中取出试剂条,将试剂条按箭头方向插入尿液标本中,持续至少 5 秒钟后取出,平放于干净平整的台面上观察结果。等待紫红色条带出现后即可看到结果,一般测试结果应在 3~5 分钟内读取,10 分钟后判定无效。不同厂家的试纸在使用方法上略有差异,故应仔细阅读使用说明。

测早孕以采用晨尿做样品为最佳。购买的试纸不能储藏太久,若超过 1 年,而又未在正常室温条件下保存,如冷藏或受潮,都可能失效,从而得出错误的检测结果。

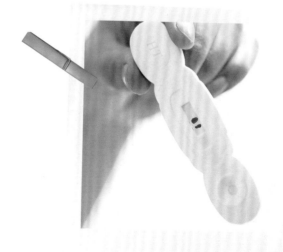

初次怀孕的复杂心情

女性怀孕后体内激素水平改变，加上心理负担重（担心工作、胎宝宝、生产等），必然会有情绪反应，容易悲观或烦躁不安等。

如果没有充分做好做妈妈的准备，更容易让各种压力聚集，出现极大的负面情绪。此时，准爸爸需要多加关怀与陪伴孕妈妈，不然，孕期的这些不良情绪可能直接导致产后抑郁症。

孕妈妈自己也要学会保持愉快的心情，可以多听听舒缓的音乐，做些令自己心情愉悦的事情，适当做些运动等。不要觉得怀孕了就什么都不能做，所有人都得围着自己转。既要学会适时求助身边的人，也要有独立的精神。

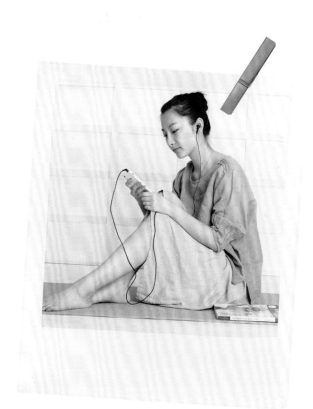

验孕的三种常用方法

查尿检验人绒毛膜促性腺激素（HCG）：当受精卵植入子宫后，体内就产生一种新的激素，即HCG，它是有利于维持妊娠的。这种激素在受孕后10天左右就可以从尿中检验出来。

B超检查：用B超诊断早孕是非常可靠的方法。最早在妊娠第5周，也就是月经过了1周，通过B超就可看到子宫内有圆形的光环，又称妊娠环，环内的暗区为羊水，其中还可见有节律的胎心搏动。

基础体温测定法：每天早晨醒后卧床测量体温，这时的体温称为基础体温。一般排卵前体温在36.5℃以下，排卵后体内孕激素水平升高，作用于体温中枢，使体温上升0.3~0.5℃。若已妊娠，则孕激素保持高水平不变，使体温亦保持高水平。基础体温中的高温曲线持续18天以上，一般可以肯定早期妊娠的诊断。

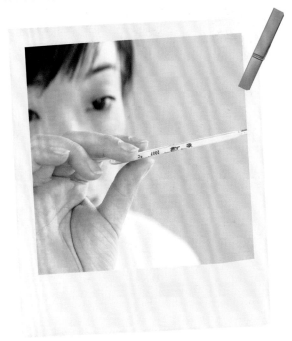

孕早期可以做 B 超

超声波是一种间断性的脉冲发射,它不像 X 射线那样具有辐射,所以一般情况下,不至于对孕妈妈或胎宝宝造成危害。

目前超声波主要用作产前诊断,可判断胎宝宝是否正常,羊水是否过多,是否是葡萄胎,确定胎位是否正常,区别单胎还是双胎等。孕妈妈用超声波做检查,时间大多非常短,只有几分钟,因此,对子宫中孕后期的胎宝宝一般不会产生影响。孕期进行超声波检查是很有必要的,能及时了解胎宝宝的状态,及时发现问题,是优生优育的需要。

早孕反应轻松缓解

早孕反应虽说不是病,但在某种程度上会影响孕妈妈进食,严重的还会导致营养不良。充分认识早孕反应,解除心理负担,树立战胜孕吐的信心,

在饮食上,注意变换食物的形、色、味,可以增强食欲,有时候改善就餐环境也可以激起孕妈妈的食欲。还可以减少每次进食的量,少食多餐。多喝水,多吃些富含膳食纤维和维生素 B_1 的食物可以防止便秘,以免便秘后加重早孕反应的症状。如果实在没有食欲也不要太勉强自己。在能吃的时候,尽可能吃些想吃的东西。适当做一些轻缓的活动,如室外散步、做孕妈妈保健操等,都可改善心情,强健身体,减轻早孕反应。

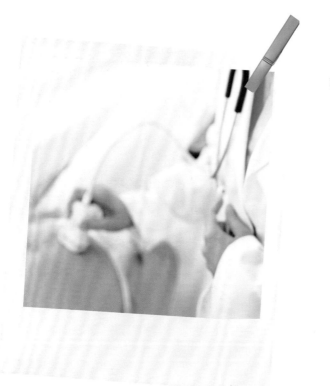

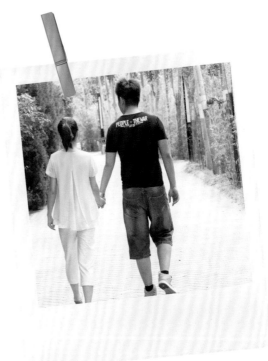

孕期生活轻松开始

女性对生活的态度会直接影响到怀孕时的健康状况。那些悲观的，认为自己的生活充满艰辛和不快的孕妈妈，早产或者是生育低体重儿的概率要比乐观的孕妈妈高得多。因为乐观的人免疫能力会比较强，生活也会比较积极，这些都对生育健康的宝宝非常有益。

孕妈妈怀孕的感受与不适准爸爸体会不到，所以，不要因准爸爸不能感同身受而与之吵架、生气。可以慢慢告诉他你的需求和想法，准爸爸一定会很乐意为你服务。经常和胎宝宝讲述你的心情，也可以给他哼唱一首歌，或者和胎宝宝一起听音乐，如此可以帮助你保持愉快的心情，时时体会到做母亲的快乐，体会在爱和温馨中慢慢度过这幸福的怀孕时光。

孕妈妈别患恐药症

有的孕妈妈比较极端，不管任何情况，都不用任何药。其实孕妈妈本身患有疾病，对胎宝宝就很不利。比如患有感冒，而且是由病毒导致的，再加上持续的高热，就对胎宝宝更不利。而实际上也不是每种药物都对胎宝宝有害。比如板蓝根、感冒冲剂等常用的一些治疗感冒的中成药，对胎宝宝是安全的。如果合并有细菌感染，用一些抗生素药物也不是不行。所以，孕期患病，不要讳疾忌医，不要一味拒绝用药。在医生的指导下，选用对胎宝宝相对安全的药物，便可以减轻疾病本身对胎宝宝的伤害。

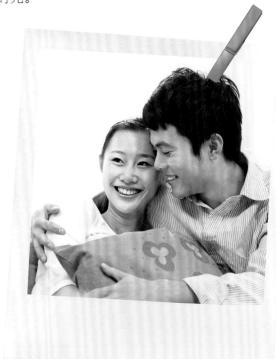

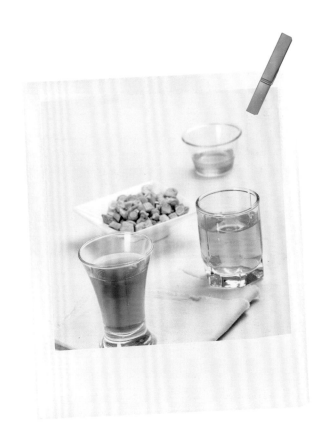

图书在版编目（CIP）数据

孕前准备方案 / 王琪主编 . -- 南京：江苏凤凰科学技术
出版社，2019.1
（汉竹·亲亲乐读系列）
ISBN 978-7-5537-9499-0

Ⅰ.①孕… Ⅱ.①王… Ⅲ.①优生优育－基本知识Ⅳ.
① R169.1

中国版本图书馆 CIP 数据核字 (2018) 第 164921 号

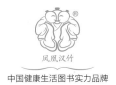

中国健康生活图书实力品牌

孕前准备方案

主　　　编	王　琪
编　　　著	汉　竹
责 任 编 辑	刘玉锋　黄翠香
特 邀 编 辑	孙　静
责 任 校 对	郝慧华
责 任 监 制	曹叶平　方　晨

出 版 发 行	江苏凤凰科学技术出版社
出版社地址	南京市湖南路 1 号 A 楼，邮编：210009
出版社网址	http://www.pspress.cn
印　　　刷	南京精艺印刷有限公司

开　　　本	715 mm × 868 mm　1/12
印　　　张	11
字　　　数	220 000
版　　　次	2019 年 1 月第 1 版
印　　　次	2019 年 1 月第 1 次印刷

标 准 书 号	ISBN 978-7-5537-9499-0
定　　　价	39.80 元

图书如有印装质量问题，可向我社出版科调换。